[Escriba texto]

LA GUERRA SILENCIOSA:

LA EPIDEMIA DEL SIGLO XXI

TE MATAN, O SOBREVIVES, PERO LUEGO ELLOS MISMOS DICEN TRATARTE, SI HAY DINERO, PERO NO TE CURARÁN..
HAY SALIDA, SÍ

NÉSTOR M. ARAGÓN.
JULIO 2018

LA REALIDAD CONSTRUIDA LA SOCIEDAD IMPUESTA AL SERVICIO DE POCOS. EL DESASTRE ACTUAL.

INDICE:

Prólogo..................................pág.6

Capítulo I : *La deuda de la Medicina y la Salud Pública................................pág.27*

La Deuda de la Medicina..............pág.41

La deuda de la Salud Pública....pág.60

Capítulo II: *los químicos como productores,generadores, adyuvantes*

o sinérgicos en la Epidemia del Siglo XXI (E.C.N.T.)..pág.70

Capítulo III : *breve listado de químicos,productores de la epidemia del siglo..pág.88*

Químicos industriales..................................pág.89

Químicos utilizados en la minería..pág.97

Químicos de uso agrícolo-
ganadero..............................pág. 98

Químicos utilizados para uso
humano................................pág.127

Químicos alimentarios
peligrosos............................pág.130

Alimentos procesados con
transgénicos........................pág.140

Algunos ejemplos de la "comida
chatarra...............................pág.149

Química
farmacológica....................pág.165

Efectos de los químicos en los seres vivos,
en los ecosisttemas y en el medio
ambiente.............................pág.184

Botones de muestra de la supuesta
alimentación
saludable...................pág.226

Consecuencias en la salud por agroquímicos en alimentos..............*251*

Capítulo IV: *la guerra silenciosa de los químicos*................... .*pág.274*

Mirando los números, observando los saldos..............................*pág.348*

Capítulo V : *una guerra silenciosa (E.C.N.T.)*..................*pág.361*

Capítulo VI: *Consideraciones metodológicas de prevención y*..*p.376*

Agruparse para defenderse........................*pág.377*

Medidas prev................*pág.381*

Palabrasfinales.............*pág.399*

Bibliografía......................*pág.408*

PRÓLOGO.

Un camino distinto.

Cuando pensamos hace pocos años, luego de una sentencia asimilable a la muerte a corto plazo, por problemas crónicos de salud, tuvimos que reestudiar la medicina, gracias a lo cual aún se vive, y luego de finalizar el libro (1), que reduje del mejor modo posible su contenido a los fines de poder ser comprendido y no hacer de él un libro netamente científico y al contrario, a costa de las críticas, sea accesible a todos, es que viene al pensamiento un camino recorrido desde hace años. Imperfecto, discutible, pero de necesario conocimiento, al menos para entender que pensando distinto los problemas pueden ser solucionados.

Y ese camino es el que recorreremos para comprender los argumentos que nos convencen para concluír lo que reza el título, que abarca poco en realidad, de todo lo que está ocurriendo en el mundo y cómo los que manejan los grandes monopolios , a través de organizaciones benéficas o por medio de directivos, y con directivas en organizaciones gubernamentales en el mundo, vienen imponiendo , bajo el argumento malthusiano de una sobrepoblación planetaria, un plan desde mediados del siglo. pasado, iniciado por la Fundación Rockefeller, creada ésta por John D.Rockefeller III, en 1950. En 1952 crea el Population Council, financiado inicalmente por las familias Rockefeller y Ford, a los que se unen otras , las llamadas por Lundberg "familias super ricas", que infiltrando todos los estamentos gubernamentales y benéficos sociales, diseñan y realizan las estrategias necesarias para mantenerse sin inconvenientes, manejando sus intereses por medio del dominio financiero, económico, científico, cultural y político. Esto último es lo que resume Fucaraccio (2) en su escrito de 1977, y al que tuvimos el acceso en el cursado de maestría en salud pública en la U.N.N.E, a mediados de la década del noventa. .

Infiltrando amigos en los gobiernos, realizando intercambios científicos con otros países por medio de la fundación en las universidades, creando las asociaciones de planificación familiar que se diseminaron por el mundo y también incoporando a los cuerpos de conocimiento científico argumentos para convencer a la clase política de otros países, creando las Asociaciones de

Planificación Familiar y el "Planned Parenthood World Population", de donde derivaron luego en cada país la "Asociación de Planificacion Familiar", a través de la cual financian las campañas que se han realizado, a través de los últimos años desde mediados del siglo pasado, con las píldoras anticonceptivas, preservativos, ligaduras de trompas, vasectomías, campañas pro abortistas al día de hoy,etc. También fiancian a través de otras organizaciones la actual campaña del aborto,, de serias implicancias éticas, científicas y legales. Quien requiera mejores detalles puede leer el trabajo mencionado.

Un segundo argumento surge al realizar un curso de especialización en prevención de la violencia familair , realizado por la Asociación Argentina de Prevención de la Violencia Familiar, de un año, donde redactamos un informe final, y cuyos resultados orientaban, de acuerdo a todos los estudios preexistentes, y mencionados en la bibliografía presentada, que la violencia surge, en la familia, como un emergente en situaciones asimétricas donde quien ejerce el poder puede también ejercer la violencia, y que, una variable distractora era el género, que podía confundir, en razón de que, por razones culturales y físicas, el hombre es quien por lo general surge como violento en situaciones donde a veces, en menor medida, la mujer o un menor de la familia puede ejercerla.(3). Mientras, en la cultura impuesta, la violencia familiar se impone como "violencia de género", movimiento cuya oscura financiación puede hurgarse en la Fundación Rockefeller, a través de Parent Chilhood Foundation y, que más allá de su origen, este movimiento lleva a que los hijos dependan de los estados y no de la familia. Si a esto se suma la financiación de los comedores escolares por el Banco Mundial, podemos intuír con poco margen de error que lleva a la disgregación familiar, núcleo básico de toda sociedad, y cuya debilidad la hace presa fácil para dirigir a poblaciones adonde se la desee llevar, con el agregado de una escolaridad baja en contenidos(4). Desde la implementación de estos programas, que llevan ya tres generaciones en el país, han traído más problemas que beneficios: mantener a los niños con alimentos y una educación dudosa, no ha generado más beneficios que adolescencias marginales y otros problemas sociales. Es evidente que este banco no tiene deseos de generar bienestar general a la población, escamoteando su real interés. Los niños deben alimentarse en el seno familiar y fomentar la misma, si se desea que un país avanze.

Luego, un cursado de especialización en terapia familiar de dos años en 1989 y 1990(5), llevado por la curiosidad y posibilidad de superar inconvenientes comunes en la práctica médica cotidiana acerca de los pobres resultados en la terapia psicológica individual de los niños, lleva a una posterior conclusión de la necesidad de ampliar los conocimientos básicos de la pediatría, intentando hacer ver a nuestra sociedad argentina de la especialidad, tal requerimiento, publicada, pero que nunca generó inquietudes (6). Desde esa época se visualizaba la imposibilidad de incorporar nuevos conocimientos y apertura hacia los nuevos horizontes del conocimiento científico. Este recordatorio fue el impulsor de avanzar en los nuevos campos para iniciar con el libro de la nueva medicina ya citado y cuyas razones eran vitales para quien escribe, en esos momentos, y es un argumento más para indagar las razones del atraso, punto desfavorable a la medicina actual .En 1990 también realizamos un trabajo interno acerca del incremento de la violencia (7).

Hasta ahora, hemos venido observando que las grandes decisiones impuestas por los superiores estamentos de la sociedad imperante, están , en gran parte, dirigidos a :

a) *Una disminución de la población mundial, con los controles observados.*
b) *Disgregar las familias, lo que lleva a un mejor manejo de las poblaciones.Las políticas de los comedores escolares y la financiación de los movimientos*

feministas, y proabortistas, van en esa dirección. Se medra con los nobles sentimientos de mucha gente que se agrupa para ayudar en más de lo mismo.

c) *Judicializar los problemas intrafamiliares, lo que permite la introducción del sistema al interior familiar, lo que provoca relaciones inestables internas y externas; tal la supuesta violencia de género y el malttrato infantil, lo que genera dificultades serias a una relación íntima y estrecha, necesaria para el mantenimiento del sistema familia y del global social.*

d) *Ocultar los problemas sexuales y de la fertilidad, bajo el manto amoral de la diversidad sexual, la fertilización asistida, y un lenguaje que trata de pseudo estabilizar una uniformidad, cuando la diferencia es la cualidad propia del ser humano.*

e) *Mantener controlada a las mayorías también por el miedo, dado por la violencia en las calles, la drogadicción, que, como el suicidio, son formas de evadir una realidad difícil.. El combate al narcotráfico no es un freno a las adicciones, que tienen otros orígenes sociales; sirve para mantener el control, el miedo, generando otros problemas y beneficios secundarios. La vieja historia del control al acoholismo en Norteamérica es un ejemplo que no debiera repetirse.; sin embargo se lo hace, a sabiendas , con el narcotráfico.*

f) *Mantener la pobreza a pesar de los elocuentes discursos. La evidencia está a la vista: después de muchos años de implantación de las mismas políticas, la pobreza continúa aumentando. Lo que en realidad interesa al parecer, es el mantenimiento del status quo. Lo mismo con el remanido argumento para implementar la mal llamada "revolución verde" . La pobreza intelectual en las mayorías forma parte de la misma.*

g) *Este tópico es la especial dedicación de estas páginas: una **guerra silenciosa** que mata, y enferma a muchos para beneficio de unos pocos. Como sea, sirve a los mismos intereses, pero al parecer, las víctimas no son de una región o de un estado, sino para la gran mayoría de la población del mundo, y los números de víctimas mutiplicadas en relación a las clásicas guerras anteriores .Esta* *vez, las armas están dispuestas y listas; cuando respire, se alimente, utilice elementos habituales, beba agua , por cualquier vía el enemigo se infiltra sin permiso a lo que siempre hemos considerado nuestra integridad, nuestra intimidad personal, y lo hace sin permiso, sin horario, sin que se lo perciba, invisible, bajo la apariencia de normalidad, pero que tarde o temprano nos lleva a la enfermedad gravosa, y la muerte insidiosa, y donde el miedo se infiltra sin querer. Si no mata, enferma tarde o temprano, pero salvo la variabilidad personal, lo hace.*

Una evidencia de la importancia que se le otorga al crecimiento demográfico lo da el mismo Banco Mundial (8). Lo más interesante, es el gráfico que presenta acerca de la tasa de fertilidad (9), un elemento a considerar en lo que sigue a posteriori , de 5,068 en el año 1964,un descenso dramático a la cifra de 2,439 en el año 2016 (tasa de fecundidad, expresada por 1000) , es decir una reducción a menos de la mitad en poco más de medio siglo(¡!). Y es una evidencia de que algo está sucediendo, y lo más raro aún, es que ninguna organización política y/o científica perciba nada,; es así? No lo podemos afirmar de modo absoluto, pero sí genera lógicas dudas. Las clínicas de fertilización asistida florecen de modo inadvertido en sus motivos.

Continuando con la hilación argumental iniciada, un abandono prematuro de la actividad profesional por una hipertensión arterial sostenida, con dos infartos previos, dos stents colocados, otro adicional aorto-biilíaco por desprendimiento de coágulos derivados de un aneurisma aórtico inferior, hace que la vida cambie. A poco de andar, se complica con una diabetes de tipo II y una insuficiencia renal crónica. Desmejorando progresivamente a pesar de los cuidados y la medicación indicada, se le pronostica una próxima diálisis sin explicaciones claras acerca de la progresividad de las afecciones crónicas. Ello lleva a la reflexión de pensar que el atraso en incorporar conocimientos en la clínica del adulto sea semejante a la clínica infantil como lo hicimos notar hace bastante tiempo , razón que lleva a reestudiar desde las bases la enseñanza médica, adicionando otros campos, como la física, la biología, pensar al ser humano como sistema complejo abierto al estilo aprendido en la terapia familiar, al conocimiento íntimo funcional de una matriz extracelular compleja que es la que rodea todos los órganos y células que nos componen, y que no es casualidad comprenda un treinta por ciento del peso corporal, y sumando al sistema adiposo endócrino, un quince a veinte por ciento, comprende una suma de casi la mitad del peso corporal. Ello marca a las claras ser el mejor atractor para el estudio de los problemas de salud humana, orientada actualmente a las células de los órganos, y despreciando lo fundamental en el estudio clínico, que es la matriz extracelular (MEC). Y lo más evidente, es que hemos podido , a pesar de haber transcurrido casi un lustro, continuar con parámetros bioquímicos normales a la fecha.

La sorpresa de que los problemas derivados de múltiples causas, algunas complejas y de múltiples variables, pero que confluyen en la matriz extracelular, nos permite solucionar, al menos en gran parte, a los problemas que nos aquejan y comprender mejor el funcionamiento complejo de los procesos vitales y llegar , a curar, o al menos detener y mejorar los males crónicos y permitirnos una vida más plena; quizás curar, y , al menos, comenzar investigaciones con giro hacia una clave más integral. Podemos agradecer que, a pesar de los años, se nos ha permitido ampliar los conocimientos, impulsados por continuar una vida mejor, más llevadera y completa. El empleo de métodos distintos, donde la farmacología pasa a segundo plano sin abandonarla, pero utilizada por lapsos estipulados y breves de tiempo, y métodos de depuración de las sustancias químicas por lo general, que han invadido nuestro organismo y a la cuales no hemos estado preparados, y muchas de las cuales se acumulan en el tejido adiposo y circulan por la MEC originado alteraciones en las hormonas, en su producción y efectos en los receptores, bloqueando o simulando su actividad, alterando el sistema nervioso de modo parecido, también al sistema inmunológico y produciendo o fomentando mayores problemas o alterando las defensas normales. También estas sustancias alteran las moléculas de la MEC, a través de producir o alterar los mecanismos de producción, transporte o eliminación de las sustancias reductoras del oxígeno (ROS), cuyos mecanismos inflamatorios terminan produciendo otro tipo de alteraciones en la MEC, que no ampliaremos aquí. Los mecanismos moleculares íntimos y precisos, deben ser parte de las futuras investigaciones. A pesar de ello, algunas terapias pueden dar resultados reconfortantes a veces, excelentes en otras. Es que todo circula por la MEC. Los problemas generados durante la gestación requieren una atención distinta, sin dudas.

Solamente queríamos dejar constancia de cómo el deseo de vivir puede llevarnos a lugares quizás no deseados, pero evidentes cuando se transita un camino diferente.

Así llegamos a los químicos producidos por esta segunda revolución industrial, concluyendo que esta llamada "Epidemia del Siglo", no es más que una guerra silenciosa, inadvertida, que trae enfermedades y muerte a los seres humanos. Químicos que ya sabíamos no eran inocuos, al menos los conocidos; la química farmacológica siempre nos puso en evidencia a los llamados "efectos secundarios", "dosis máximas", " dosis letal media",etc. con el alerta permanente de que no hay químico sintético que no produzca algún inconveniente al ingresar al cuerpo humano, a pesar de ser curativo o sintomático.

Haremos una breve revisión de los químicos más tóxicos conocidos, dejando constancia de los probables mecanismos de acción, para luego observar algunos de los trabajos realizados con animales que evidencian la toxicidad manifiesta de ellos, e intentar de aclarar los probables mecanismos de acción por los cuales ellos enferman y matan, y los resultados a la vista del alarmante crecimiento de los problemas crónicos que, al parecer, es el mejor camino indicativo de que se han fabricado sustancias tóxicas, para la vida humana, para los seres vivos y alterando los ecosistemas de nuestro mundo, y, donde no se aplica principio de precaución alguna, como tampoco el recurso legal de "el que daña paga".

Aclaramos que en general tomamos como responsabilidad a los químicos de unos dos tercios de los problemas crónicos, en razón de que los problemas ya existían, en parte, pero el crecimiento acelerado de los últimos decenios inculpan a éstos, junto a otros argumentos, y sostenemos esa parte, pero sin saber realmente las proporciones exactas, por lo que estimamos ese crecimiento que podría ser mayor, a pesar de la imposiblidad de cuantificar con precisión. Datos existentes triplican, otros llegan a ser mucho mayores. Lo que hace décadas eran rarezas, hoy son tantos que legalizan cierta gratuidad o menores costos (celiaquía ,esclerosis múltiple, autismo, etc.)

En el capítulo primero, queremos dejar en claro, las deudas de la medicina y de la salud pública respecto de este serio problema. -

CAPÍTULO 1.-

LA DEUDA DE LA MEDICINA Y DE LA SALUD PÚBLICA

EN LA CULTURA OCCIDENTAL ACTUAL

LOS SERES VIVOS Y LOS ECOSISTEMAS, COBAYOS DE LA INDUSTRIA.

Ante el grave problema de la llamada "Epidemia del Siglo" denominada así a la avalancha de las enfermedades crónicas no transmisibles (ECNT), producida en los últimos decenios, y donde la inmensa mayoría de las investigaciones realizadas enfoca acerca de algunos pocos temas relacionados con la etiología y muchos sobre ciertas dudosas causales que la O.M.S. alerta acerca de los cuidados personales, y una profusa investigación de fármacos destinados a frenar , aminorar, enletecer, prolongar los problemas y no a su proceso curativo, de la mano inversora de los monopolios industriales, nos llevan hacia una salida bajo la apariencia de ser la única: la medicina paliativa bajo el precepto de que las afecciones son incurables por un lado y de etiología desconocida, por el otro. No cura, mantiene, y tiene su costo.

Ante la profusa investigación sobre la genética, los anticuerpos monoclonales, la inmunología, la bioingeniería y otras investigaciones que agolpan el gran estante bibliográfico- científico que apoya la prosecución de una industria que crea nuevos químicos, tenemos una pequeña pero firme estantería enfrente que nos dice algo muy distinto: que muchos de los problemas de salud humana, animal, y de la biología en general, pueden y son producidos por muchos de los químicos sobre los cuales se sabe muy poco, dado que las industrias se han arrogado el derecho de generar ganancias con estos procesos y determinando que los pasivos sean pagados por la población, por los ecosistemas que se alteran, por muchas especies vivas que poco a poco se van extinguiendo y cuyas aseveraciones acerca de sus causas quedan en una nube incierta, dado que las industrias generadoras de los químicos carecen de exigencias respecto de la toxicidad de sus productos. El ejemplo más visible, los residuos plásticos contaminantes, emergen como la punta del iceberg del problema global consecuente del denominado progreso.

Sabemos desde la primera revolución industrial de los problemas del plomo, del amianto, del cáncer de los deshollinadores y unas pocas causas más de problemas de salud en los humanos, y a partir de la creación de la salud laboral, como parte de la salud pública, tras una larga lucha por determinar las enfermedades llamadas profesionales. Pero también se sabe de las luchas de los trabajadores afectados que provienen desde la segunda revolución industrial acerca de los nuevos problemas sanitarios creados, aunque poco se ha hecho al respecto.

Menos se sabe (en realidad sí, pero se aducen "falta de investigaciones", como inversión de la prueba) o se conoce, de los efectos que muchos de los quimicos causan en la población, en los seres vivos en general y en los ecosistemas que se alteran por su presencia. A pesar de que la industria ya ha producido mas de cien mil químicos, pocos se han estudiado algo, y de unos veinte mil se han encontrado unos cuatro mil con efectos serios en las personas, en otros seres vivos, y en los ecosistemas. Poco y nada se sabe de los demás, que pueden ser menos dañinos, o bajo inocua apariencia esconder su potencial agresivo en el medio extracelular, no lo sabemos aún.

A fin de poder graficar un poco mejor los serios problemas que todos los seres vivos enfrentan a los productos generados, es conveniente, aunque no es el único y quizás tampoco sea el mejor, agruparlos en categorías para poder aclarar un poco más el panorama al que se enfrenta la generación actual y las venideras:

- a) *Químicos industriales de usos múltiples, derivados del petróleo: plásticos y sus derivados y/o acoplados y metales pesados.*
- b) *Químicos utilizados en la minería.*
- c) *Químicos para uso agrícola-ganadero.*
- d) *Químicos en los alimentos de uso humano .*
- e) *Químicos para uso humano: los fármacos.*

Veremos cada uno de los mismos a modo rápido, dada la clara bibliografía existente a la fecha, aunque mencionaremos las más evidentes, como también las declaraciones realizadas en las últimas décadas por los más prestigiosos investigadores, como también la escasa respuesta de los gobiernos y las autoridades al respecto, presionados por las mismas empresas, por lo general monopólicas o de grandes ganancias. La artificial quizás, división de los químicos producidos, tiene la finalidad de ver que, en realidad, en todas las categorías existe toxicidad y son productores de problemas de salud, no podemos decir de todos ellos, pero sí en gran parte de los pocos mejor estudiados.

La hipótesis de este pequeño trabajo es dejar en evidencia :

 a) *Que buena parte de los nuevos químicos traen aparejados problemas de salud y ambientales.*
 b) *Que la industria, a través del ejercicio de su poder económico, presiona en todos los estamentos gubernamentales, políticos, científicos, universidades, medios*

de comunicación, etc.tratando de escamotear la verdad, de obtener ingentes ganancias y dejar las pérdidas a beneficio de las personas, los pueblos, otros seres vivos y alteraciones ecosistémicas medioambientales. Otro proceso similar ocurre con los alimentos procesados para uso humano .

c) *Asimismo, a través de la producción de los problemas derivados por ellos, extraer también los beneficios secundarios a través de las industrias farmacéuticas, las productoras de medios diagnósticos y de tratamiento , como los equipos de diálisis por ejemplo, dedicados al mantenimiento de los problemas crónicos, destinados a aquellos que posean el poder de compra o a través de los gobiernos si pueden pagarlos.*

d) *A la vez, con la ayuda de organismos internacionales, coadyuvar a la disminución de la población, evitar disposición de ganancias en impuestos destinados a resolver problemas sociales. Cómo a través de los medios de comunicación se impone en la cultura lo que se desea, es tema de análisis de otras disciplinas.*

e) *Que , bajo el supuesto de una sociedad de libre mercado, se ha creado una cultura de consumo irrestricto, de la mano de una educación a la baja, y coartando por un lado, la posibilidad de emerger de la pobreza por medio de la educación a los sectores más vulnerables de la sociedad, sumado a una disgregación del núcleo básico de una sociedad, como es la familia, y una política del miedo, dados por las secuelas de un sistema social injusto, que lleva a aquellos que poco pueden discernir a no encontrarle sentido a su existencia, con salida a través de la droga, la violencia, delincuencia, malestares de variado orden y con origen común y a la vez favorable al mantenimiento de un sistema perverso que gira con un sentido mercantilista y alienante.*

f) *Que, bajo el supuesto de saciar el hambre de todas las personas , se ha creado una biotecnología agrícolo-ganadera al servicio de los intereses particulares de unos pocos. Esto ha traído una serie de serios problemas tanto al medioambiente como a los seres vivos en general, como lo veremos con mejor detalle, siendo parte de éstos generadores de problemas sociales.*

g) *Que quienes mantienen este sistema, a través de las presiones corporativas, son los únicos realmente favorecidos por la industria química, a pesar de que las consecuencias desfavorables y nefastas también les llegan, quizás en menor medida que al resto, pero que nadie puede evitar. Asimismo, a través del crecimiento de los problemas de salud en general, son poseedores de la mayor parte de las industrias químico-farmacológicas y de las productoras de equipos de diagnóstico y de terapias de mantenimiento y unas pocas curativas, especialmente intervencionistas, lo que les cierra el favorable círculo de enormes ganancias.*

h) *Que mantienen una cultura de engaño a través de los medios de difusión y otros métodos, favoreciendo el miedo a las enfermedades, sumado al miedo personal que la misma sociedad genera, producen métodos supuestamente preventivos y de sostén , lo que ejerce el control social del sistema liberal de mercado en los últimos años, la llamada competencia por los "mercados".*

i) *Que los desastres medioambientales, de las afecciones y mortandad de los seres vivos, y de los problemas sanitarios a la población humana, son parte del beneficio secundario a que el mismo sistema somete sin piedad ni reflexión de las secuelas y efectos devastadores a que puede llevar este modelo sustentado en la economía y sin ética alguna.*

j) *Que se descarga la causa y se diluye, inculpando individualmente a los ciudadanos, el no comer sanamente, no hacer ejercitaciones para el cuidado de su cuerpo, y demás, pero sin aclarar debidamente lo que realmente requiere.*

En primer lugar, desarrollaremos algunos puntos ya citados en el libro publicado anteriormente (" Nueva Medicina:Las Bases Científicas") respecto de la afectación al punto nodal o atractor más sensible del ser humano, como es la matriz extracelular (MEC), a pesar de desconocer íntimamente cada uno de los procesos moleculares intervinientes, para exponer luego los químicos, las declaraciones existentes de investigadores mundiales, los efectos que se intentan ocultar al derecho de las personas a conocer los problemas generales a los que se encuentra sometida y el estado actual a la fecha. La idea es comprender también la similaridad, al menos en los modos de acción de los químicos que provocan alteraciones en el ser humano.

Al finalizar, expondremos lo que a nuestro entender es la deuda actual de las instituciones mundiales y gubernamentales de la salud pública, frente a lo que hoy se conoce como la "Epidemia del Siglo", y más aún, la prácticamente ausencia de investigaciones correspondientes a estos estamentos respecto de la responsabilidad de las industrias frente a la morbilidad y mortalidad de las personas, como asimismo a los que les atañe el cuidado del medio ambiente y los ecosistemas con los que interrelacionamos ineludiblemente.-

LA DEUDA DE LA MEDICINA

Desde Flexner, la medicina se ha volcado a la química del cuerpo, despreciando toda otra modalidad de intervención que pueda ser eficaz, y sin investigar seriamente si otras intervenciones con propiedades terapéuticas podían ser o no válidas. La ideología del combate, donde los agresores son externos, ha permitido omitir que la atención sobre un mejor estado general del huésped , investigar acerca de cómo mantenerlo del mejor modo, quizás podría haber sido más práctico y económico que continuar "la lucha" fabricando nuevos fármacos "anti", los que hoy constituyen un serio problema, sabiendo que los "ïnvasores" tienen siempre la posibilidad de subsistir a través de cepas resistentes, rápidamente mutantes y listas para proseguir su vida. No podemos dejar de mencionar que Alexander Fleming trabajó bajo la dirección de la Fundación Rockefeller, quien subsidió los prolegómenos de la medicina de hoy con la terapia basada en la farmacología, en 1910.

La teoría metabólica, surgida en la década pasada por Meny Bergel (10), ha sido confirmada por los investigadores que trabajaban con tuberculosis en el año 2005, liderado por Marshall Plitt (11), y hoy, conociendo los procesos inflamatorios que se producen en la matriz extracelular (M.E.C.) por las sustancias reactivas del oxígeno (R.O.S.), desencadenadas por los mecanismos de eliminación y depuración de sustancias, aún quedan pendientes muchos estudios. Si en todas las afecciones crónicas, en sus inicios como en su desarrollo se encuentran presentes estos procesos, cómo es que no se los relaciona con las causas y sólo se mencionan como un elemento presente, y no se investiga si es una condición necesaria y suficiente para la producción de las enfermedades crónicas en general ?.

Por lo que se sabe y ha confirmado en la práctica terapéutica Meny Bergel respecto de la lepra, no ha sido necesaria la utilización de "änti" para eliminar al Mycobacterium Leprae, como tampoco lo ha sido en el caso del Mycobacterium Tuberculosis para la tuberculosis cuando ha sido tratado el medio (MEC) con antioxidantes. Podrá ser posible mejorar el medio y al menos disminuír la utilización de los "anti" en otros casos ?: al menos existen firmes indicios, pero investigaciones ausentes .En estos casos, se confirma esta hipótesis de que los problemas del medio hacen a la presencia de los gérmenes y no a la inversa. La probabilidad, y de ello hay demasiados antecedentes, es que la industria farmacéutica no apoye tales investigaciones; demás está decir sus razones. Fortalecer el medio del huéped no genera ganancias, o son ínfimas. Bergel lo hizo durante décadas, tratando la lepra sin "anti" y su trabajo cayó en el olvido.

Si esto sucede con los agresores externos, cómo es que no se ha pensado al menos, en la posibilidad de que ciertos químicos o elementos externos al sistema humano puedan afectarlo y ser mejorados con la depuración de estas sustancias, como es en el caso de las enfermedades crónicas no transmisibles? Es solamente un olvido, una ausencia de relaciones o evidencias epidemiológicas, o al menos no se ha permitido la posibilidad de encuentro de una causa común a todas ellas?.

El problema más serio lo constituye un amplio número de químicos que alteran los mecanismos íntimos de las células, produciendo problemas de variado orden en los seres humanos y otros seres vivos: intoxicaciones, cánceres, malformaciones, esterilidad, alteraciones neurológicas, etc. Existen estudios que así lo confirman, pero que son obviados por las investigaciones en los claustros universitarios, quizás porque carecen de los medios económicos que las grandes empresas sí aportan a estudios que no indiquen ese camino, amén de otras razones. Es una excusa suficiente para no hacerlas?. Sabemos que si de ello surgen, y así lo indican los estudios existentes, que muchos químicos deben ser eliminados, ello acarrearía un giro paradigmático a una industria que se apoya sobre endebles estudios pagados por ella. También es otra excusa suficiente? Uno de los pilares de la medicina es la **prevención,** *y esto hace a ese principio ineludible.*

No se trata solamente de una deuda pública específica, sino de un giro de pensamiento en la mirada médica hacia los problemas de salud derivados de los químicos en general, y su ausencia en los procesos de investigación y de aportar las metodologías adecuadas para ellas. Hay estudios a pesar de las resistencias.

Una medicina parcialmente dedicada a una posición volcada hacia ingentes gastos en diagnósticos y en tratamientos de sostén, y, fuera de las vacunas, pocas sugerencias preventivas e ineficaces en cuanto a ser sólo medidas de difusión y las mal llamadas de "concientización", que nunca han dado resultados en relación a costo-beneficio, es nada más que un camino errado de frente a la epidemia secular actual. No criticamos los avances en cirugía, traumatología, neurocirugía, trasplantes, terapia intensiva y neonatología, sino lo que más determina a la medicina clásica, que es la medicina clínica. Si la evidente ausencia de "mejor que curar, es prevenir", es inocente pensar que la causa es el olvido. Las resistencias también se encuentran en las empresas que invierten en los cuidados médicoss.

Respecto de ésta, criticamos la ausencia de la incorporación de los nuevos conocimientos en biología, física y química, y los adelantos conocidos en los otros seres vivos. Los atrasos en su incorporación llevan más de medio siglo. Desconocemos sus causas aunque las sospechamos. Bajo un manto de necesidad de médicos comunitarios, las investigaciones clínicas decaen, los investigadores no son suficientes para no sólo incorporar sino también investigar desde la clínica lo que sucede a las personas en la realidad actual. Con el supuesto básico de que las ECNT son realmente crónicas, se escamotea una probabilidad de que esa afirmación no sea válida, de que se eviten investigaciones en la MEC acerca de los mecanismos íntimos que producen alteraciones con la presencia de los químicos en ella. Que se requiere de nueva metodología frente a lo que somos realmente los humanos, un sistema abierto y complejo, ya lo hemos afirmado en el libro anterior.

Pero no hay una explicación satisfactoria para que haya muy pocos indicios de iniciar este tipo de investigaciones y de metodologías, algunas de las cuales se esbozan ya en la sociología, la terapia familiar y otras disciplinas del conocimiento científico , que nos satisfaga la ausencia de estos ciertos avances en la medicina, y más cuando la imperiosa necesidad de dar una respuesta a la población de frente a una epidemia ,a la que se le achaca la responsabilidad a las personas de alimentarse inadecuadamente, de ingerir sal (como si el organismo no la necesitara y eliminara el exceso cuando se encuentra sano), de comer hidratos (también necesarios), o achacar globalmente a la "comida chatarra", por exceso de gasas saturadas, cuando la presencia en estos alimentos, como en los otros, de demasiadas sustancias químicas innecesarias, cuando no tóxicas, que sabemos traen problemas de salud, son obviadas bajo pretextos ilógicos. Como también lo es que los costos médicos sigan en ascenso frente a un igualitario o mayor ascenso de los problemas, lo que conforma una paradoja. A pesar de la existencia de investigaciones suficientes para pensar en otro camino. No negamos que haya gente cuya ingesta sea excesiva, como también excesivamente promocionada, pero entendemos que la obesidad pasa más por la ingesta de los químicos denominados "obesógenos", y la acumulación de químicos en el tejido adiposo que el organismo no puede eliminar.

Los cursos de perfeccionamiento médico dedican gran parte de los mismos a categorizar, normatizar, ampliar acerca de nuevas terapias farmacológicas, pero prácticamente demasiado poco a la prevención, y si se hace, es con supuestos sin réditos para la población. A pesar de los gastos de los cursos, tiempo invertido, horas de estudio y dedicación, no se sabe a ciencia cierta si estos determinan un real beneficio a la población a la que se destina, porque esa debería ser la finalidad del curso, no otorgar "créditos", o puntajes para una jerarquía profesional, bajo un supuesto básico de que a más créditos mejor saber, para dar una mejor prestación de calidad para atender problemas (¿es realmente así?, lo dudamos).

Al final de cuentas, la deuda que le achacamos a la medicina flexneriana es no brindar una curación más rápida en la clínica, y una relación costo-beneficio que no se condice con su propio fin (ya hemos visto su definición en libro anterior), sumados al atraso científico..

Dejamos para el final los efectos secundarios de los fármacos que se utilizan en la práctica clínica. Estamos convencidos de que la gran mayoría de los profesionales de la medicina desconoce gran parte de los efectos secundarios de los medicamentos que recetan y esto tiene hoy una explicación: en primer lugar, el cada vez más numeroso y profuso número de fármacos que aparecen y se encuentran en el vademecum farmacológico, no tienen parangón con los de hace medio siglo, los que eran mucho menores en número y por lo tanto mejor estudiados, cosa hoy imposible frente a una casi graciosa , fluída, rápida aprobación de las autoridades sanitarias de cada país.

Nos enseñaron en las facultades de medicina de hace más de medio siglo, que con un "arsenal" de 300 a 350 fármacos eran más que suficientes para solucionar todos los problemas en que en ellos se utilizaran, los demás eran innecesarios. Hoy, la OMS dice que con menos de mil.

En Argentina circulan más de dieciocho mil.

En segundo lugar, las pocas investigaciones son las realizadas por las empresas dedicadas a su venta, por lo que terminan quedando, en gran parte al mejor criterio médico y a la población que de este modo no son más que cobayos de las mismas empresas, en razón de que cada vez aparecen más y más químicos con ciertos criterios curativos o sintomáticos, o al menos para mantenimiento de los procesos crónicos (basta un par de ejemplos: la talidomida y el dietiletilbestrol, de los que aún se ven sus graves efectos "secundarios"). Un problema adicional lo constituye la automedicación, fomentada incluso por las mismas empresas farmacéuticas bajo el amparo de las autoridades, que les otorgan la licencia de "venta libre". Los antiinflamatorios, especialmente el ibuprofeno y diclofenac, que deberían restringirse por ser probables causantes de insuficiencia renal crónica (12), son un par de ejemplos de los tantos existentes en las publicidades de los medios de comunicación. Como si fuese poco, las mismas autoridades piden luego a los ciudadanos evitar la automedicación. Paradojas del mercado. El mismo mercado ha incorporado a la cultura popular de que si no se sale de un consultorio médico para ir a la farmacia, la actividad profesional brindada no es la aconsejable como realmente terapéutica. La imposición de la cultura coloca al ofendido defendiendo a quien lo ataca, con la simulación de cura.

Existen fármacos, como las estatinas, que tienen efectos secundarios serios y graves; sin embargo, se recetan bajo "normas de procedimiento terapéutico", a pesar de haber provocado una casuística de rabdomiolisis que debería alertar(13). Aún no se sabe en realidad si el aumento del colesterol, un elemento de nuestro organismo esencial para la producción de hormonas, es causante de los problemas cardiovasculares que se le atribuyen o si solamente es un indicador de una disfunción. Nuevos estudios parecen indicar que es la existencia de lesiones endoarteriales de origen inflamatorio (R.O.S.) previo, lo que permite el depósito del colesterol, esté elevado o no (14). Algunos antihipertensivos integran la lista de secundarismos serios, y hay mucho más , pero no es la farmacología la pretensión de este libro, sino mostrar la torpeza de dejar a criterio de la gente y los profesionales el modo, momento ,tipo de fármaco y oportunidad para su mejor uso. Solamente queremos dejar sentada la posición frente a una avalancha de fármacos con pocos estudios que van apareciendo en el mercado terapéutico, e incluso algunos de reconocida trayectoria maligna: como ejemplo, en la esclerosis en placas se viene utilizando, uno de ellos, el dimetilfumarato, utilizado como antihumectante para telas plásticas y calzados hace algunos años (15), ha provocado una gran cantidad de problemas alérgicos severos, lo que determinó su prohibición; a pesar de ello, hoy se utiliza como medicamento y a precios elevados (al parecer, las empresas, y las autoridades autorizantes, carecen de límites serios); se podría continuar con ejemplos, pero para muestra bastan estos.

En resumen, la deuda de la Medicina se resume con claridad:

a) *Atraso de medio siglo en los conocimientos básicos.*
b) *Requerimiento de ampliar el objeto de estudio(del cuerpo al ser humano).*
c) *Urgente ampliación de los conocimientos básicos del futuro médico en general. Enfatizar en Biología General, Fisiología, y Farmacología.*
d) *Reestudiar las ECNT con el nuevo paradigma y la posibilidad abierta de una revisión que pueda llevar a una detención y/o curación de las denominadas"crónicas". Enfatizar sobre el estudio de la MEC y su íntima relación entre las sustancias reactivas del oxígeno y los químicos, inexistentes hasta la llamada segunda revolución industrial. Es llamativo que haya pocos trabajos que indiquen la*

intervención de los químicos en la aparición de los problemas crónicos.

e) *Abrirse a nuevas posibilidades en las terapias, aún a contramano de los ingentes gastos; lo nuevo, al parecer, es de muy bajos efectos secundarios y bajo costo, para lo cual se debe luchar contra la presión monopólica empresarial. El rol de la medicina lo dicta de ese modo, lo que se hace a la actualidad no es el verdadero rol de la medicina (16).*

f) *Mientras se investiga, estudiar ampliamente los fármacos que se utilizan; la población no puede ser utilizada como cobayos de las empresas farmacéuticas.*

g) *La postura belicista de la medicina ha producido el olvido de una mirada más atenta al mantenimiento general más satisfactorio del ser humano, indicado como huésped de los agentes externos.*

h) *La cultura de la terapéutica farmacológica ha traído no pocos inconvenientes.*

i) *Se debe mirar al medioambiente a fin de cuidarlo como indispensable que es.*

j) *Debe primar la prevención, cuyo significado se ha alterado .*

k) *Investigar nuevas terapias no farmacológicas, como hoy, luego de tantos años,se reconoce la utilidad de la magnetoterapia(17).*

LA DEUDA DE LA SALUD PÚBLICA.-

Mirando retrospectivamente, en realidad, la prevención, que debería ser el pilar de mayor fortaleza en la salud pública, hasta la fecha podemos decir que ha cambiado muy poco, en relación a los ingentes gastos totales en salud. Para ello, no encontramos mejor gráfico que el realizado en 1976, a pesar de una intensa búsqueda de algo más nuevo(estudio de hace 50 años).

Veamos:

CONTRIBUCIÓN PORCENTUAL AFECTACIÓN ACTUAL DE LOS GASTOS EN LA REDUC.DE MORTALIDAD		
<u>EN SALUD EN LOSS EE.UU. (%)</u>		
27 %	BIOLOGÍA HUMANA	7,9 %
19 %	ENTORNO (MEDIO AMB.)	1,8 %
43 %	ESTILO DE VIDA	1,5 %
11 %	SISTEMA SANITARIO	90 %

Fuente: Extr. De Denver G.A: " An Epidemiological Model for Health Policiy"

Soc.in Rev. 1976, p.465 (15).-

Si se observan en gráficos los progresivos aumentos en los gastos de atención médica, dados fundamentalmente por el crecimiento logarítmico de las afecciones crónicas y que la misma O.M.S. predice que continuará su vertiginoso ascenso. Claramente se observa que lo que menos ha hecho y tampoco lo hace a la actualidad es la **prevención**, *actuando sobre las conductas y comportamientos.*

Como podemos ver, en la prevención en estilo de vida y cambios conductuales y de comportamiento, se invierte poco más del 3% del gasto total, y un noventa por ciento lo lleva el sistema sanitario en general. A su vez, sabemos que en estos dos aspectos de la vida del ser humano, es solamente la educación lo que puede llevar a mejorar la prevención y con esos montos, que sólo puede llevar folletería y alguna difusión en los medios, ya es conocido el resultado. Pero esto no es todo.

Veamos: Los gastos en atención médica continúan en ascenso, y donde se observan los más elevados es en los rubros de diagnóstico y terapéutica farmacológica, y la oncología, que insumen fuertes sumas anuales.

Frente a un desigual inversión en prevención, que podría conseguir una merma en los gastos, no ha habido, por quienes dirigen los recursos, una dirección en ese sentido. Por el contrario, cada vez se gasta más y cada vez hay menos salud en la población, una paradoja de las grandes instituciones rectoras en salud pública y en aquellos que manejan los recursos en cada país. Tampoco esto es todo:

El creciente aumento de los problemas crónicos, bajo la creencia de que las causas subyacen en una alimentación incorrecta, en una ingesta anormalmente alta, en el sedentarismo, el tabaquismo (al que no defenderemos bajo ninguna circunstancia), es decir, se achaca a la población una culpa de dudosa realidad, y no a quienes, y esto no es una causa probable, sino probada, realmente producen y promueven los problemas actuales, que son nada más y nada menos que los fabricantes de buena parte del gran número de químicos existentes y circulantes por variadas vías en todo el planeta. Las industrias, monopólicas y sin nadie que frene este desquicio , sin ninguna autoridad que pueda imponerles que deben dejar de fabricar e investigar la real toxicidad, y, en aquellas donde, dada una ausencia de estudios confirmatorios, se haga primar el principio de precaución hasta que los mismos se hagan efectivos, las autoridades parecen distraerse en otros menesteres. Es sabido ya que son los químicos los que vienen provocando los problemas, seguramente no todos, pero la triplicación de los problemas en los últimos años son indicativos del mayor peso etiológico.:

1.-_Hormonales: hipotiroidismo, esterilidad, franca disminución a la mitad en el número de espermatozoides por mm.cúbico en la última década, malformaciones urogenitales ,diabetes,etc.

2.--Inmunitarios: esclerosis en placas, lupus, artritis reumatoidea, y en general un aumento descontrolado de afecciones inmunoalérgicas, como lo que era raro de ver, la celiaquía, hoy de alta frecuencia, y un alarmante cuadro de una estimación de un 40 % de la población con algún tipo de alergia; la multiplicación de la casuística del asma revela claramente lo expuesto, incluyendo a la endometriosis.

3.--Neurológicas: autismo, raro hace cinco décadas, hoy de alta frecuencia, malformaciones neurológicas varias antaño raras, hoy también frecuentes, hiperactividad, agresividad, Parkinson, Alzheimer, epilepsia.

4.--Cánceres de todo orden. Y todas estas causadas, provocadas o desencadenadas por ciertos químicos de los que hoy se conocen, y sin saber en realidad cuántos más, o en qué cantidad de productos combinados pueden producirlos. Genotóxicos que trascienden la generación, y sin saber donde terminan sus secuelas, incluyendo malformaciones diversas y graves.

5.- Cardiovasculares, producidas por las alteraciones de los mecasnismos de estrés oxidativo.

Y aún, a pesar de las evidencias, las mismas autoridades nos quieren convencer que los problemas son debidos a las conductas personales y no a quienes tienen la responsabilidad.

En realidad, no queremos pecar ni de ingenuidad como tampoco de ser estandarte para decir lo que no pretendemos, pero, nobleza obliga,decimos que el equivocado camino que tiene la salud pública, sus autoridades y los gobiernos que deberían fiscalizar lo que está sucediendo en todo el planeta, tienen una gran parte del peso de la culpa. De los dueños de las empresas monopólicas, que son quienes vienen obteniendo abultadas sumas, ya se ha escrito en "La Epidemia Química", de Carlos de Prada(18), que son quienes, a sabiendas de su responsabilidad, toman las ganancias, y las pérdidas las colocan a las espaldas de toda la población del planeta, de los ecosistemas y de otros seres vivos, quienes padecen y sin beneficio alguno; al contrario son los cobayos sujetos de las mismas empresas.

Si uno pretende seguir el hilo del manejo demográfico y cultural que se escamotea en todo este problema de la humanidad y del lugar que pisa, podría tomarse la licencia de decir que está acorde al pensamiento malthusiano en toda su medida: mayor mortalidad por las enfermedades graves, especialmente el cáncer, menor fertilidad y laxitud en la "diversidad sexual" impuesta, como también de la mano de la propiciación del aborto, financiado a través de organizaciones no gubernamentales, pero sí financiadas..........por estas mismas empresas. Ello nos obliga a pensar en la obra de Fucaraccio (2). Una conveniencia de mayor envergadura: por un lado se evitan pagar los costos, que quedan a cargo de la población y resto del planeta y habitantes, y pagar menos impuestos si hay merma demográfica. El negocio, así cierra un círculo altamente rentable para pocos, aunque los costos son altos, pero para todos.

CAPITULO II.-

EFECTOS NOCIVOS DE LOS QUÍMICOS EN LOS SERES VIVOS

LOS QUÍMICOS COMO PRODUCTORES, GENERADORES, ADYUVANTES O SINÉRGICOS EN LA EPIDEMIA DEL SIGLO XXI (ECNT).

EFECTOS NOCIVOS DE LOS QUÍMICOS EN EL SER HUMANO.

MECANISMOS DE ACCIÓN.

No es intención de este escrito reescribir las múltiples investigaciones realizadas acerca de la toxicidad manifiesta, aguda y crónica, de los químicos en general, sino mostrar cómo, desde las empresas monopólicas contraatacan cada vez que se investiga acerca de uno de sus productos, y dejar en claro una larga lucha que se viene realizando por mucha gente y agrupaciones que, desde distintas ópticas, intentan alertar a la población sobre los problemas que éstos ocasionan. Pobres resultados, dado que los medios sobreviven con mecanismos publicitarios y éstas carecen de recursos suficientes.

Lo que se debe notar es que, la gran mayoría de los químicos nocivos, suelen producir una determinada patología aguda inicial, no siempre, pero los procesos crónicos tienen una similaridad en cuanto a los parámetros de acción sobre la matriz extracelular, donde circulan las hormonas, las células inmunitarias, las terminaciones nerviosas del sistema vegetativo autónomo, las células propias del medio las colágenas, productoras de las fibrillas, y es en los más estudiados, como el bisfenol A, los PBCs, retardantes de llama, los químicos tóxicos más utilizados en el mundo , como el glifosato, AMPA, cloropirifós y otros. Veamos en un listado, dónde actúan y lo que producen. Los mecanismos por los cuales se producen diferentes alteraciones no son bien conocidos aún , pero unas pocas investigaciones orientan hacia su mecanismo de acción.

[Escriba texto]

ESQUEMA CONCEPTUAL DEL PROCESO DE SALUD-ENFERMEDAD

BIOLOGÍA Y GENÉTICA

CONDUCTAS Y COMP.

MEDIO AMBIENTE Y REL. QUÍMICOS   **ESTRÉS CRÓNICO**

MEDIO AMBIENTE

S.N.V   S.H.   S.I.   S.N.C.   MENTE
S.QUÍMICO MÚLTIPLE   METALES PESADOS-

ALIMENTACIÓN

ELECTROMAGNETISMO

FÁRMACOS-QMICOS MÚLT.

ALTERACIONES M.E.C + ALT. SIST.ADIPOSO
S.METABÓLICO   ÁC.GRASOS…….LIPÓLISIS

ÁCIDO ÚRICO………ARTRITIS-INFL.ETC.

ÁCIDO CARBÓNICO....... Ca. Acidosis Met.

HIPERTENSIÓN- DIABETES II ENF. CRÓNICAS. ALERGIAS. DISM.SIST.INMUNOLÓGICO (INFECCIONES,ETC)

En el cuadro, debajo y a la izquierda, donde está el recuadro,recolocamos, para que se vea bien que es el lugar donde estos sistemas se encuentran en el medio extracelular, donde circulan,y lo que producen los químicos:

1.-SISTEMA NEUROVEGETATIVO: Adrenalina.-Noradernalina.

2.-SISTEMA HORMONAL: predominantemente circula cortisol y hormona tiroidea.

3.- SISTEMA INMUNOLÓGICO: células inmunitarias, citoquinas,etc.

4.-Fibroblastos y fibras colágenas.

Una cosa es altamente probable: que la acción de estos químicos nuevos en el interior del organismo humano produzcan una alteración inicial en el mecanismo inestable pero equilibrado de la producción y eliminación de los ROS (sustancias reactivas del oxígeno), y que en fase de intoxicación aguda sea de alto impacto, y en los procesos lentos de bajas dosis, estos mecanismos se alteren más lentamente, con problemas posteriores al organismo. Sabemos que cuando exceden el límite, los ROS producen reacciones inflamatorias, llevando a la apoptosis (muerte celular), a un desorden interno que lleva a que los fibroblastos se transformen en células madre, o éstas provengan de la médula ósea, produciendo los distintos tipos de cánceres, y en algunos casos este proceso inflamatorio derive en alteraciones: del colágeno, y de las células inmunitarias, produciendo las colagenopatías, diabetes, alteraciones cardiovasculares , y también alterando las hormonas (por competencia y desplazamiento) derivando en diabetes, hipotiroidismo, o alterando las hipofisiarias cuando actúan en la gestación determinantes de los problemas estrógeno-androgénicos conocidos. Se sabe de las alteraciones previas inflamatorias a la aparición de las enfermedades crónicas; lo que no se sabe es porqué no se piensa en que si todas ellas inician con ese mecanismo, que éste sea el inicio del problema y no esa presencia indicarla como un factor de riesgo. También es altamente sugestivo que prácticamente la gran mayoría de los químicos toxicos tengan un mecanismo similar en la producción de problemas en el organismo humano. Veamos algunos :

EN EL MEDIO EXTRACELULAR:

1.- Sistema hormonal:

Diabetes II, hipotiroidismo, alteraciones en la vida fetal de madres con presencia de químicos: hipogonadismo, problemas en la fertilidad, alteraciones anatómicas en varones (hipospadias, criptorquidia las más comunes), en mujeres sexos indiferenciados, y muchos otros problemas encontrados en los animales estudiados.Hoy ya sabemos que el número de espermatozoides por mm3 en los hombres, ha descendido al 50 % en el último decenio (19.

2.-Sistema neurovegetativo:

Iirritablilidad, agresividad, alteraciones mentales en hijos de gestantes con químicos(síndrome de hiperactvidad, autismo)Alzheimer,Parkinson.

3.-Sistema inmunitario:

Afecciones autoinumitarias: alergias, síndrome químico, colagenopatías diversas (esclerosis en placas, lupus, artritis reumatoidea,etc.) Alteraciones cardiovasculares (hipertensión, cardiopatías isquémicas, accidentes cerebrovasculares)

4.-Cánceres,

Cuando la inflamación termina en crecimiento anómalo de células madres (o a veces los fibroblastos regresan a células madres) y actúan sin estar bajo el influjo del organismo, actuando de modo autónomo. Los más comunes: cáncer de mama, pulmón, próstata, colon,etc. pero los más frecuentes son aquellos en los que la influencia hormonal tiene relación. El medio extracelular cambia para anidar la proliferación.

5.-Otras patologías mediadas por alteraciones en el medio extracelular:

En este segmento colocamos varias patologías que no pueden clasificarse, a pesar de la posibilidad de intervenciones hormonales, pero que evidencian la posible participación de otras alteraciones que requieren mayor investigación. La principal de ellas, y en razón del inusitado aumento desde hace pocas décadas es la **endometriosis,** *que,* *dado que no puede ser bien catalogada, y a pesar de la alta posiblidad de estar mediada por la intervención de los químicos, no las colocaremos dentro de éstas. Comprendemos que el número actual es alto, llegando hasta un 10 % de las mujeres en edad fértil, y que los gastos son gravosos, pero la ausencia de tratar este tema, compensa lo que puede para algunos estimar un exceso en las comparaciones, y algunos defectos de los números. Respecto de éstos, como las tasas y números globales, sabemos que no son los reales, dada la conocida imprecisión de los datos, pero estiman lo suficiente para lo que es necesario, y que la misma Epidemiología reconoce. Tener en cuenta el déficit.*

Vemos, en la figura, el mecanismo inrerrelacionado entre ROS y las sustancias antioxidantes, que regulan y mantienen el delicado equilibrio en el medio extracelular.

SUSTANCIAS REACTIVAS ACCIÓN SOBRE SUSTANCIAS REACTIVAS DEL OXÍGENO
aminoácidos, lípidos, bases nitrogenadas y pentosas del ADN (electrones desapareados) 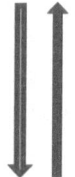
ANTIOXIDANTES Enzimáticos y no enzimáticos (carotenos, vit.A.C.D,etc.) (Secuestradores) ANTIOXIDANTES

Convengamos que no solamente los químicos son los productores de problemas, ya lo hemos hecho notar en libro anterior, pero damos un esquema de otros factores que pueden producir estas alteraciones, y son las que interfieren para poder enfocar la responsabilidad sobre los químicos únicamente, pero dados los inconvenientes surgidos a lo largo del tiempo desde la segunda revolución industrial, los problemas localizados en sectores industriales, o sectores acuáticos donde se han volcado residuos, orientan e indican que los mayores productores en los últimos tiempos son los químicos en la parte más amplia de responsabilidad. Los estudios siguientes, sumados a los actuales darán una respuesta algo más acertada, en cuanto a la real participación en la etiología de estos procesos.

. *Hasta aquí, de la manera más resumida y comprensible posible, hemos visto las alteraciones de los químicos en el ser humano y de la mano de la cada vez más alta utilización de los mismos,como también su acumulación. De qué modo impactan en los mecanismos íntimos del ser humano muy poco se ha investigado. Se puede argumentar que casi todas las personas están internalizando químicos de un modo ú otro y que en realidad no les toca a todas, o a pocas, pero, como en todos los casos, por ejemplo, se han logrado salvar de la peste bubónica: es la variabilidad individual.*

Lo que se pretende significar es que el número de variables intervinientes es muy alto, muy pocos conocidos, pero hasta el momento, las investigaciones realizadas finalizan orientando a los químicos no sólo como alto factor de riesgo, sino como productor de problemas. Puede alegarse que se han realizado las pruebas en animales, pero siempre ha sido de ese modo, en razón de que la ciencia no puede utilizar a las personas como cobayos, y siempre se ha utilizado esta metodología a falta de mejores indicadores. Aunque siempre debe primar el principio de precaución ante todo, cosa que se espera desde las autoridades responsables a cargo. La realidad actual lo confirma, con estudios y con hechos, como veremos luego.

Veamos un esquema que, sin indicar la intimidad del medio extracelular, al menos indica la circulación y eliminación o dónde terminan los residuos químicos al no eliminarse.

[Escriba texto]

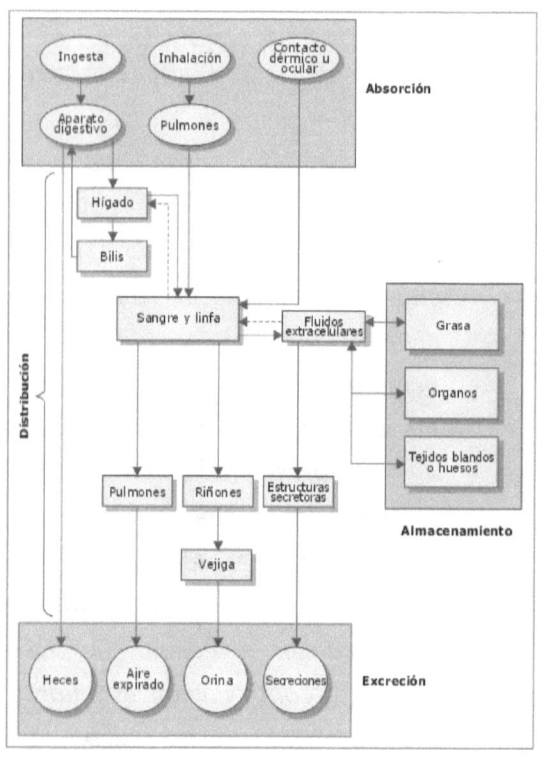

ESQUEMA VÍAS TÓXICO-CINÉTICAS.

(http://www.bvsde.paho.org/cursoa_to xaire/lecc3/lecc3_7.html) ver origen.

Qué sucede con los químicos acumulados en el tejido adiposo? Los procesos inflamatorios por un lado son determinantes en la producción de las E.C.N.T., y productores, asimismo, de los problemas de la siguiente generación, dado que las alteraciones en gónadas evidentemente son producto de Lesiones Lesionesepigenéticas en el ADN de las células gonadales de la generación consecutiva

Veamos el esquema :

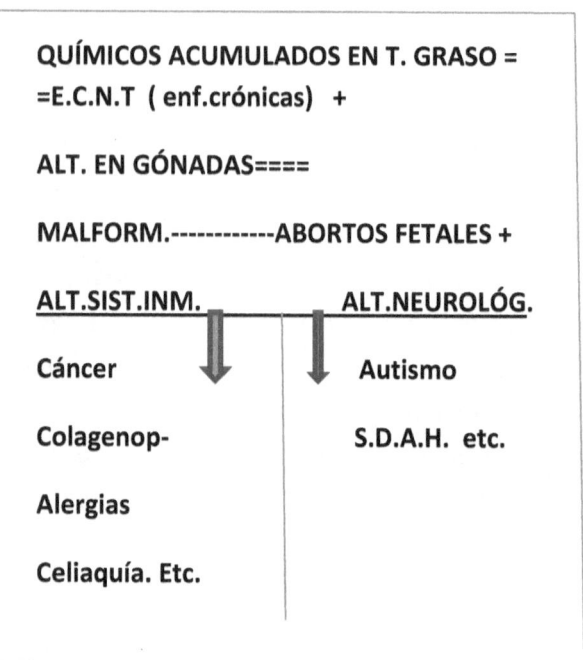

A este esquema deben agregarse desde el tejido graso, las alteraciones hormonales, tales hipotiroidismo, diabetes, y las inmunitarias(asma,alergias), la endometriosis.

CAPÍTULO III.-

BREVE LISTADO DE QUÍMICOS, PRODUCTORES DE LA EPIDEMIA DEL SIGLO

QUÍMICOS INDUSTRIALES. (DE USOS MÚLTIPLES, DERIVADOS DEL PETRÓLEO, PLÁSTICOS Y/O ACOPLADOS O DERIVADOS, Y METALES PESADOS.)

QUÍMICOS INDUSTRIALES.

No enunciaremos a todos los químicos involucrados por sus problemas secundarios, en razón de que, para quienes tengan interés en mayores datos, podrán recurrir a una extensa bibliografía, la que en gran parte se enumera en libros conocidos (18) .La intención es argumentar la conexión entre la presencia de los mismos y la toxicidad en los seres vivos, incluídos los humanos, como también la participación etiológica en la llamada "epidemia del siglo".

El inicio con el DDT y luego el "agente naranja" (mezcla de dos herbicidas hormonales : el 2,4 D y el 2,4,5-T, fabricados por Monsanto y Dow Chemical, mezclados con CDD, una dioxina altamente tóxica) utilizado como herbicida y desfoliante, y especialmente en la guerra de Vietnam, donde aún sus habitantes y el medio ambiente pagan los costos destructivos de largo alcance). Inicialmente , el DDT, descubierto en 1874 en los laboratorios Geigy, terminó prohibiéndose inicialmente en 1979, a pesar de que la O.M.S. continuó utilizándolo para la erradicación de la malaria hasta 2005, donde se prohibe por ser cancerígeno, Contaminante Orgánico Persistente (COP) por no degradarse y persistir en sus efectos graves, incluído su efecto embriotóxico. Paul Hermann Müller, su descubridor, ganó el Premio Nobel en 1948, ¿ paradójico, no?.

Del agente naranja, son conocidos sus efectos carcinogénicos, embriotóxicos y neurológicos, más por los pedidos de resarcimiento de los veteranos de guerra estadounidenses en 1984. De este químico derivaron los herbicidas que les siguieron.

En concreto, se sabía desde el siglo pasado que las sustancias químicas utilizadas como tóxicos para la vida silvestre, aún los más pequeños, que era sumamente probable sean también tóxicas para la vida humana, pero se hizo caso omiso y se persistio más aún, y con investigaciones poco confiables. El desastre de Seveso en 1976 marcó el alerta de su alta peligrosidad.

Le siguieron los herbicidas, en primer lugar el 2,4,5- T, parte del agente naranja, y otros, los que dejamos para el sector de químicos de la agricultura y la ganadería.

Entre los derivados del petróleo, los ftalatos y el bisfenol A , como el nonilfenol ,parecen ser los más estudiados en cuanto a su potencial riesgo a la salud, a pesar de continuarse su uso, aunque cierta prohibición existe en pocos países. Los ftalatos, subprodcto de las naftas, y el bisfenol A, aditivo derivado del petróleo utilizado para flexiblizar los plásticos, dado que su uso ha sido masivo en poco tiempo, y, en la fabricación y uso de los mismos se han visto problemas serios en humanos, los estudios en animales han prestado gran utilidad para categorizarlos como:

-Genotóxicos, por ser cancerígenos y productor de malformaciones fetales severas.

-Productores de alteraciones neurológicas,con problemas en el desarrollo neurológico de los niños.

-Efectos hormonales serios en las generaciones siguientes (epigenética), con interferencias en la reproducción y sexualidad.(La "diversidad sexual" es un interrogante cultural no estudiado desde este aspecto)

-Disminución de la fertilidad.

-Problemas serios en la inmunidad, por alterar el sistema general de la misma.

De iguales efectos es acusado el nonilfenol, ya prohibido , pero a pesar de ello aún se usa como detergente en agroquímicos.

Y la gran mayoría presentan su toxicidad a bajas dosis, por lo general a menores dosis que las indicadas. Asimismo, la mezcla de químicos que ingresan en conjunto, ha demostrado en investigación sobre animales, toxicidad manifiesta y en dosis aún menores. A los que deben *sumarse, sin duda, los desastres ecológicos y mortandad en especies determinadas, cuyas evidencias hablan por sí mismas del carácter altamente tóxico de tales químicos. De acuerdo a las investigaciones, la afectación a los seres vivos no son dosis-dependientes.*

Otros químicos estudiados, como los retardantes de llama, los PCB, las dioxinas, metales pesados como el cromo, mercurio, plomo. A los almizcles sintéticos, utilizados en perfumería, se les achaca una acción similar sobre la fertilidad y acción parecida en producción de problemas hormonales en los hijos de gestantes contaminadas y alergias. En pinturas, el uso de compuestos órganoestánicos, como el tribultilestaño y su óxido, también han demostrado provocar alteraciones hormonales. Alquilfenoles, usados como detergentes tensioactivos, otros disolventes, como el tetracloroetileno, tolueno, el formaldehído (con problemas alérgicos persistentes), parafinas, poliaromáticos, perfluorados, han mostrado peligrosidad en su uso. No creemos necesario detallar cada una de las sustancias, las que podrán verse, así como sus investigaciones ,en libros publicados y con mucho detalle de sus investigaciones, los que remitimos al lector (18). Ya que la idea es mostrar el problema, intentar mostrar probables mecanismos de producción de las alteraciones y la gravedad del problema en la salud, los seres vivos, ecosistemas y el mayor riesgo de la contaminación. Los COP, así denominados a las sustancias químicas persistentes, por no degradarse y quedar siempre presente en cualquier lugar del mundo, una vez denominados también "la sucia docena", constituyen quizás el mayor peligro contaminante:

.Ocho son insecticidas : aldrin,endrin,dieldrin,toxafeno, mirex, heptacloro,DDT, clordano.

-Noveno son los PCBs,(bifenilos policlorados, de uso industrial),

-Los otros tres son hexaclorobenceno, dioxinas y furanos, subproducto de actividades industriales.

Declarados así en el Convenio de Estocolmo, el 23 de mayo de 2001, por las Naciones Unidas,destinado este convenio a eliminar los residuos de estos contaminantes por los problemas ocasionados y su persistencia en el ambiente por su escasa o nula degradación.(19-20). Lamentablemente, su cumplimiento no ha sido seguido, la historia posterior lo confirma. A pesar de ello, se agregan más químicos tóxicos(21).

De los metales pesados, son conocidos sus problemas, como la lucha de los trabajadores de las fábricas depuradoras, para ser reconocidas sus afecciones como enfermedades profesionales, que llevó años, y cosa que no sucede con los nuevos químicos, salvo unos pocos puntuales. De la alta contaminación de los plásticos veremos en las consecuencias medioambientales y lo que el Tribunal Monsanto de abril de 2017, pide colocar como ecocidio.

QUIMICOS UTILIZADOS EN LA MINERÍA:

Cianuro, mercurio, ácido sulfúrico, disolventes, ácido nítrico, nitrato de amonio, ANFO (petróleo combustible, para volar túneles), metales pesados como mercurio, uranio, plomo, gasolina diesel, acetileno, y otros. Tóxicos todos, volcados en aguas, tierras, contaminantes de las aguas subterráneas y las de cielo abierto, provocando enfermedades serias y mortales. Alta contaminacióm ambiental, problemas de salud y alteración grave de los ecosistemas.

QUIMICOS DE USO AGRÍCOLO-GANADERO:

Los más conocidos y estudiados son los utilizados en la agricultura, hoy denominado "fitosanitarios", que en realidad son altamente tóxicos, para lo cual se utilizan los cursos de "buenas prácticas en la agricultura", para decir realmente cómo manejar tóxicos que no deberían ser utilizados, argumento poco científico. Dejamos estos químicos para este apartado, en razón de que los mismos han sido, en primer lugar, los más producidos y, de los que más toneladas se han esparcido en el planeta, bajo el pretexto de la llamada revolución verde, y los que más han provocado problemas en el ambiente, en los ecosistemas en general, en los seres vivos, y en la salud humana, y por estas razones, los más estudiados, y las empresas productoras dicen ser vilipendiadas por ser a veces mal utilizados, como si los venenos tuviesen un modo de utlizarlos que sea inocuo,y es injustificable que los productos cultivados los contengan.

Desde el agente naranja, donde se derivó el 2,4,5-T (2,4,5 triclorofenoxiacético), declarado carcinogénico y teratogénico, siguiendo por una serie de productos altamente contaminantes y que afectan al ambiente, ecosistemas y salud de seres vivos donde nos incluímos. No existe ningún químico utilizado en la agricultura que determine ser inocuo; por el contrario han demostrado ser altamente tóxicos, por ser los más investigados.

El sevin, mezcla de fosgeno y y monometilamina /MIC), insecticida fabricado por Union Carbide, produjo lo que se denomino "catástrofe de Bophal", cuando en la fábrica instalada en ese lugar explota un depósito de MIC que despide una nube tóxica, dejando unos veinte mil muertos y 250.000 a 500.000 heridos, en 1984. Esa noticia, y al antecedente del 2,4,5 T, hubiesen sido más que suficientes para indicar el alto riesgo de la producción de estos venenos para el campo, pero no fue así. Le siguió el cloropirifós, y una larga lista.

Podemos ver gran parte de ella, en la lista del <u>INTA.</u> Capítulo II, p.1-2 del manual "Aplicación Eficiente de Fitosanitarios",

INTA, Módulo II, Arregie M:C., Puriccelli E. Ministerio de Agricultura, Ganadería y Pesca de la Nación Argentina, 2014 (22) **textual** *a continuación:*

. Clasificación de los plaguicidas

Los plaguicidas pueden clasificarse, según su ámbito de aplicación, en productos destinados a

♣ sanidad vegetal: llamados fitosanitarios o agroquímicos.

♣ ganadería.

♣ industria alimenticia.

♣ sanidad ambiental: para tratamientos en locales ocupados por personas.

♣ jardinería.

♣ higiene personal.

♣ *otras aplicaciones.*

A partir de este momento dejaremos de lado a todos aquellos plaguicidas que no pertenezcan al primer grupo, es decir a los productos fitosanitarios, también llamados agroquímicos o fitoterápicos. No obstante ello, debe tenerse en cuenta que algunos agroquímicos pueden tener uso dentro de otros ámbitos de aplicación, ya sea con la misma o con diferente formulación (jardinería, sanidad ambiental, etc.)

3. Clasificación de los agroquímicos. Los agroquímicos pueden clasificarse de diferente manera y con distingo grado de especificidad. A continuación de detallan aquellas de mayor frecuencia de uso.

3.1. Según el hospedante sobre el cual actúa el agroquímico. Según este criterio, los agroquímicos se clasifican dentro de alguno de los siguientes diez grupos. Este método de clasificación, conocido como decimal, es el más utilizado (Bartuel Sanchez y Berenguer Subils)

♣ *Insecticidas.*

♣ *Acaricidas.*

♣ *Fungicidas.*

♣ *Nematocidas (o nematodicidas), desinfectantes del suelo y fumigantes.*

APLICACIÓN EFICIENTE DE FITOSANITARIOS. CAPITULO 2 [2] 2

♣ *Herbicidas.*

- *Fitorreguladores y productos afines.*
- *Molusquicidas.*
- *Rodenticidas y varios similares.*
- *Tratamientos de la madera, fibra y derivados.*
- *Específicos varios. Post-cosecha – tratamiento de granos*

. 3.2. Según el grupo químico al cual pertenecen.

Permanentemente se están incorporando nuevos agroquímicos al mercado, de los más diversos grupos químicos, lo cual hace sumamente compleja una clasificación completa basada en este criterio. No obstante ello, se mencionarán los grupos químicos más importantes para los *insecticidas, herbicidas y fungicidas (Arregui M.C., Puricelli E. 2008) sin pretender que la lista sea exhaustiva. Es importante conocer el grupo químico desde el punto de vista toxicológico, ya que los productos de un mismo grupo producen intoxicaciones análogas y con similares tratamientos.*

3.2.1. Insecticidas:

- Clorados: Este grupo se encuentra prohibido en nuestro país debido a su acumulación en las grasas animales: DDT, Clordano, Lindano, Metoxicloro, Pertane, Heptacloro, Aldrin, Dieldrin, Endrin, Isodrin, etc.

- Organofosforados: Acefato, clorpirifos, metil demetón, diazinon, dimetoato, etión, fenitrotión,

triclorfón, mercaptotión, metil azinfos, metidation, triazofós, etc.

- *Carbamatos: carbofurán, carbosulfán, metomil, pirimicarb, formetanato, etc*

- *Piretroides: Cipermetrina, ciflutrina, deltametrina, esfenvalerato, permetrina, fenpropatrina, lambdacihalotrina, etc.*

- *Nitroguanidinas: acetamiprid, imidacloprid.*

- *Benzoilureas: novalurón, clorfluazurón, teflubenzurón, etc.*

3.2.2. Fungicidas.

- *Metoxiacrilatos: azoxistrobina.*

- *Triazoles: epoxiconazole, ciproconazole, difenoconazole, propiconazole, fenbuconazole, flutriafol, tebuconazole. Flusilazole.*

- Bencimidazoles: Carbendazim, tiabendazol, metil tiofanato.

- Derivado del benceno: clorotalonil.

- Ditiocarbamato: mancozeb.

3.2.3. Herbicidas.

- Sulfitos: glifosato

- Imidazolinonas: imazaquim, imazetapir, imazapir.

- Triazinas: Prometrina

- Acetanilidas: acetoclor, alaclor.

- Derivados benzoicos: dicamba

.- Benzonitrilos: Bromoxinil.

- Diazinas: Bentazón.

....

Los autores afirman que puede que la lista no sea completa y puedan agregarse otros químicos, lo que hace suponer el continuo movimiento entre ingreso y quizás egresos de la lista; el glifosato (N-fosfometilglicina), y su adyuvante AMPA (ácido metilfosfónico), se encuentran en esta lista, poco advertidos, siendo el más utilizado en la agricultura argentina. Ninguno se salva de toxicidad, y los más estudiados han sido determinados como "probables cancerígenos" por la O.M.S., en razón de su genotoxicidad y probada carcinogenicidad en animales.

Párrafo aparte merece el cloropirifos: fue utilizado en Brasil para la fumigación en el mosquito propagador del Zika, y en los años posteriores comenzaron a aparecer en casos infectados un número inusitado de malformaciones fetales, predominantemente la anencefalia. El cloropirifos pue hallado hasta en el agua de bebida de las personas del lugar, y las gestantes comenzaron con problemas de esa naturaleza, y nada mejor que atribuírla al zika sin más, dado que es la enfermedad a la que se combate en la zona.No existe ninguna vinculación de anencefalia en mujeres portadoras del virus Zika fuera del Brasil, salvo una o dos excepciones (raras y dudosas), como tampoco existe ninguna investigación que, orientada al cloropirifos, a sabiendas de su toxicidad y su uso local, hubiese sido más pertinente que achacar sin más al zika. La O.M.S. ha avalado esta malformación como producto del virus, sin mayores pruebas y a pesar de las discusiones científicas locales, a las que se hicieron caso omiso.No obstante, la misma OMS ha publicado un informe acerca del problema de los disruptores endócrinos, donde menciona entre otros al coloropirifos (23).

Lo que puede afirmarse, luego de la lectura, es que ninguno de ellos es inocuo, y reafirmamos el concepto de que la elección errónea de la ideología de combate en lo que resulta incómodo o perjudicial para el hombre (medicina es el mejor ejemplo de ello), en lugar de una armonización ecológica entre lo que se pretende y su resultado, está a la vista. Por otra parte, los seres vivos en general, se han adaptado en gran parte a los químicos existentes a lo largo de muchos siglos de existencia, pero no han estado preparados para una guerra sin piedad con nuevos químicos que ingresan a su organismo sin permiso alguno, y aún peor, sabiendo que muchos de ellos son fatales para seres particulares, pero nada dice que no afecte a la generalidad de los vivientes, en un lapso de tiempo demasiado breve para una adaptación que a los seres vivos en general les puede llevar miles de años .Mientras, los agroquímicos alteran el medio extracelular produciendo alteraciones en todas las partes del mismo: sistema neurovegetativo, neurológico, inmunitario, células colágenas, fibroblastos, y alterando el sistema fibrilar y produciendo resistencia a la insulina a este nivel, amén de todas las afecciones derivadas de este lugar, cardiopatías incluidas. (24)

Respecto de los utilizados en la ganadería, hay muchos, pero dedicaremos unas líneas a los más evidentes en sus resultados nocivos.

En el apuro por los réditos , han aparecido los feed-loft, para terminar el engorde del ganado bovino, como en otros animales fuera del país. Estos animales , poseedores de cuatro estómagos para procesar el pasto con que se han alimentado toda la vida, se ha pensado que alimentándolos con mezclas de cereales , elementos nitrogenados y otros, y con resultados de un mayor peso en el mismo, que darles de comer encerrados en espacios limitados y poco movimiento y una alimentación que genera mayor peso, sería un adelanto económico para la ganadería. Para estas argumentaciones tenemos algo que decir: en primer lugar, el estar amontonados, les provoca estrés, con el consiguiente aumento de la morbilidad; segundo, los alimentos, cereales transgénicos,, nitrógeno bajo la forma de "gallinaza", que no es más que excremento de gallinas mezclados y otros aditivos, en un aparato digestivo que no está adaptado para ello, también le sumado morbilidad, sin pensar tampoco en la posibilidad de que los alimentos transgénicos,, con agroquímicos en los mismos y proteínas que es probable sean parecidas, pero no las mismas de las semillas originales, es un aditivo más al argumento de morbilidad animal,como también a la mortalidad de los mismos. En algunos establecimientos se han utilizados hormonas sintéticas de crecimiento bovino y antibióticos de uso veterinario, como estreptomicina , neomicina y otros, prohibidos para uso humano por su alta toxicidad, especialmente renal. A pesar de ello, se han encontrado en la carne faenada de estos animales, con destino a la alimentación humana. Antibióticos altamente nefrotóxicos, y es sugestivo que un doce por ciento de las insuficiencias renales crónicas sean de origen desconocido.¿ casualidad? Quizás, investigaciones ausentes. Con la carne que ingerimos, los extraños ingresan.

Nos queda otro sí digo y pertenece al ámbito de la lechería: los tambos, con el estudio permanente de la rentabilidad, se les ha encontrado que tienen que inyectarle a las vacas productoras hormona sitética de crecimiento, cuya toxicidad es conocida, lo que provoca inflamaciones en las ubres, y esas mastitis son tratadas también con los mismos antibióticos. Hormonas y antibióticos que no debiera ingerir el humano; son tóxicas. Van a la leche, yogur, se concentra más en las cremas, los quesos, y en las leches infantiles especiales en polvo. Y aún nos preguntamos las causas del incremento inusitado de las alergias, de las intolerancias, y de las afecciones crónicas.

Lo mismo sucede con los establecimientos dedicados a la produccion avícola: hormonas , cereales transgénicos como alimento y antibióticos igualmente. Se argumenta que sus dosis son mínimas (por debajo de "las mínimas permitidas"), pero vamos sumando de a poco un buen número de tóxicos,, aunque dicen en bajas dosis, que ingresan sin permiso al medio extracelular nuestro, y ya hay estudios que dicen que tales dosis , y aún mucho menores, pueden ser productoras de problemas de salud. Con los huevos, utilizando los transgénicos como alimento, ya es conocido que poseen agroquímicos tóxicos en su interior; y nos alimentamos con ellos. Lo mismo podemos decir acerca de la alimentación con transgénicos o pasturas fumigadas en todos los animales que terminan en faena.

Antecedentes de los problemas de los agroquímicos y homenaje a los profesionales que iniciaron la lucha en nuestro país :

DR.ANDRÉS CARRASCO: (16/61946- 10/05/ 2014)

Médico investigador del CONICET, especialista en biología molecular y biología del desarrollo,ha sido uno de los pioneros en estudiar, especialmente los efectos nocivos en el desarrollo de especies vivas del glifosato.Especializado en EEUU ,regresa a la Argentina, donde fue presidente del CONICET e investigador. En el 2010 publica en el "Chemical Research in Toxicology", utilizando la rana Xenopus Laevis como modelo experimental, determinando que el glifosato es causante de malformaciones craneales, del tubo neural, y pérdida neuronal.("Glifosato-Based Herbicide Producced Teratogenic Effects on Vertebrates by Impairing Retinoic Acid Signalling" , 23-(10.) 1586-1595;18/10/2010). Su estudio confirma lo que mucha gente, especialmente la de los pueblos fumigados, y otras organizaciones sociales, campesinas o no, luchaba por los padecimientos de mucha gente que ha sufrido los efectos del glifosato. Le valió amigos y enemigos, pero su honestidad ha señalado un camino profesional por lo cual ha sido destacado. Denostado incluso por sus autoridades universitarias, pero que señala la clara evidencia entre los problemas de los pueblos fumigados y otros estudios como éste que daba luz a la misma, amén de las personas afectadas, y la intrusión del peso de la industria monopólica en los centros científicos argentinos.

DR. MEDARDO ÁVILA:

Pediatra,neonatólogo, a cargo del Módulo Determinantes Sociales de la Salud, de la Cátedra de Clínica Pediátrica de la Universidad de Córdoba, Argentina. En el años 2014 realiza un primer estudio de campo en Monte Maíz, donde existen demasiados problemas por el glifosato, y se enfoca en el cáncer, donde determina que, la tasa de cáncer en el lugar es de 706 habitantes por cada cien mil, cuando la tasa promedio nacional es de 217 sobre cien mil, y donde la variable importante era la menor edad de aparición del mismo.También expone, que desde el años 1992, ha aumentado un 800 % el consumo de agrotóxicos (34 millones de litros iniciales y 317 millones en 2015), el aumento por hectárea ha sido de 2 a 12 kilos por hectárea.

Los tumores más encontrados fueron los de pulmón, mama, próstata y colon,con aumento de los de páncreas y tiroides.En otros pueblos fumigados prevalecen los cerebrales, óseos,sarcomas y leucemias.

Registra también un aumento de las malformaciones congénitas localizadas en estas áreas, Down, cromosómicas, cardíacas, neurológicas, de miembros, observando aumentos de un 2 % normal a un 6 a 7 % en estas localidades. Los abortos son mayores que los partos en estos lugares. Los trabajadores agrícolas de Monte Maíz, en número de 900, y sus familias, poseían una tasa de cáncer 3 veces más alta que el resto. Medardo Ávila hoy lidera la Red de Médicos de Pueblos Fumigados, y también ha sido y es hostigado por las multinacionales y los grupos emprresariales cercanos. Lo llamativo, es la ausencia de los sindicalistas rurales frente a este grave problema. Este artículo ha sido publicado el 23/03/2018, en el Journal Of Emnviromental Protection.

(**Datos** en: http://file.scirp.org/Html/4-6703530_83267.htm)

La misma Red aludida, en su página,declara una revisión de cien científicos:"Cuarenta Años de Evaluación de los Riesgos Carcinogénicos Para los Seres Humanos", afirmando el valor científico de los trabajos presentados en la IARC/OMS (Agencia Internacional Para la Investigación del Cáncer), publicada en julio de 2014, donde se reconoce al glifosato como "probable carcinogénico Clase 2 A".

(Se accede al paper en forma total en https://ehp.niehs.nih.gov/1409149/)

Al 09/06/2013, presenta una " Revisión Sistemática de los efectos de los Plaguicidas sobre la Salud", concluye que sobre 142 estudios revisados con los criterios de inclusión, que " todos los estudios de alta calidad sobre defectos/ malformaciones congénitas, reportaron asociaciones positivas. La exposición a pesticidas prenatal está asociada de manera consistente con déficits cuantificables en el neurodesarrollo infantil. Y que existen pruebas que la exposición a los pesticidas, se asociacion con el desarrollo de síntomas respiratorios y un espoectro de enfermedades obstructivas y restrictivas."

No han sido los únicos que han hecho esfuerzoss por demostrar el carácter pernicioso y negasto de los pesticidas o agroquímicos. Otro liderazgo en nuestro país lo lleva adelante

Dr.DAMIÁN VERSEÑAZZI: Docente de la Universidad Nacional de Rosario, es otro profesional que ha realizado trabajos comunitarios con sus alumnos en los lugares donde se le ha permitido evaluar el impacto de éstos sobre la salud de los habitantes locales, un trabajo personal por el que ha sido perseguido y denostado por las mismas autoridades universitarias. El 10 de noviembre de 20915, el periódico entrerriano Análisis Digital, le realiza una entrevista y hace acotaciones acerca de su rol (24). El Dr. Verseñazzi es docente de la Facultad de Medicina, Profesor Titular y Responsable Académico de la materia electiva Salud Socioambiental, de la Univrsidad Nacional de Rosario. Ha organizado campamentos sanitarios para relevamiento de poblaciones afectadas por los agroquímicos, y se ha encargado de estudiar el problema específicos de éstos en la salud, y a pedido de las autoridades locales donde ha realizado el trabajo de campo. Ha sido el único representante latinoamericano disertante ante el Tribunal Monsanto, realizado en La Haya, concluído en abril de 2017 (el lector interesado podrá encontrar más literatura al respecto). En respuesta al diario Análisis Digital, refiere que " el daño está probado", al hacer análisis de los estudios en Monte Maíz, y otros en Patagonia y Norte argentinos. Su criterio acerca del estudio :"Evaluación Colectiva de la Salud Socioambiental de Monte Maíz" (25). "Valoración de la Exposición de Plaguicidas en Cultivos Extensivos de la Argentina y su potencial impacto sobre la Salud.", fechado en mayo de 2015: altos índices de cipermetrina y cloropirifós, se associan a mayor mortalidad por cáncer de mama, y los de glifosato y clorimuron con la de cáncer total en varones. En una entrevista con "la vaca" (www.lavaca.org.) :

¿Cuánto influyó para construir esa falsa interpretación de "las buenas prácticas" el informe elaborado en 2009 por un Consejo Científico Interdisciplinario del CONICET? : "Ese informe del CONICET es, desde mi punto de vista, el cimiento o el encofrado que sostiene toda la construcción y consolidación de la 'ciencia de la inocuidad', por llamarla de alguna manera. Es una ciencia perversa.

El informe, desde el punto de vista técnico, tiene falencias. Si yo presentase un trabajo científico redactado así, el CONICET me lo rechaza. Y eso es interesante y preocupante a la vez. En términos futbolísticos, el informe es como el jugador que habilita para que no haya offside y puedan hacerte goles en contra. Y eso es lo más duro, porque fue el CONICET, el organismo vector de la ciencia de nuestro país, quien debería estar preocupado por la salud de la población, quien puso ese jugador."(26)

Otro trabajo importante es: " Evolución de tumores y cáncer en las localidades de áreas de producción agroindustrial de eventos transgénicos en la Argentina, en el período 1999-2010, publicado en el Congreso Latinoamericano de Medicina Social y Salud Colectiva, año 2014.- Y otros, uno de los cuales le valió le cierren con candado las oficinas donde guardaba la documentación de trabajos de esta naturlaeza en ma misma facultad de medicina. (27).

La Red Universitaria de Ambiente y Saludd, difunde publicaciones de profesionales dedicados al estudio del impacto de los agroquímicos en la salud humana y el ambiente, preocupados por los problemas de salud derivados por el uso de los tóxicos que, bajo el manto de " un buen uso", solamente han traído perjuicios. Indicio de una lucha dispar, pero persistente. (28).

<u>QUÍMICOS EN ALIMENTOS PROCESADOS PARA USO HUMANO.</u>

Estos químicos son los referidos a un número cada vez más importantes en número,, y algunos acusados de ser carcinogénicos, otros productores de otros problemas y de cierta toxicidad, como es el caso del ciclamato y el aspartamo en los primeros y la tan utilizada en bebidas y otros como la fenolftaleína en los segundos.

Para quienes deseen ver la extensa lista de aditivos, conservantes, saborizantes, colorantes, etc. que se agregan a los alimentos procesados y envasados, remito al lector al "Códex Alimentarius", Norma General Para los Aditivos Alimentarios Codex, de la F.A.O. Ver en web: (www.fao.org.gs.faonline/docs/CXS_192s. pdf.) a los fines de evitar colocarlos aquí, en razón de ser numerosa la cantidad y que cada poco tiempo se van sumando nuevos, que dicen ser inocuos, o en las llamadas"dosis mínimas". Vamos a mencionar algunos conocidos, pero dejando asentado que la gran cantidad de químicos que ingresan a nuestro organismo cuando ingerimos procesados, es extensa, que todos ellos van a circular por el medio extracelular, y muchos se eliminan pronto, otros más tarde, pero siempre importa un trabajo adicional al organismo para cosas que son en sí innecesarias como alimento y no se conoce su acción potencial en mezclas circulantes. De unos pocos se conoce su toxicidad. Nada acerca de las mezclas que ingresan.

Los químicos farmacológicos lo dejaremos para un tópico aparte, en razón de diferencias en su uso y mecanismos difrentes de variado orden.

En cuanto a las investigaciones realizadas por muchos científicos respecto de los problemas en salud, medio ambiente, ecología y alteraciones serias como disminución de especies vivas en la naturaleza, producto de la presencia en su organismo de estas sustancias químicas, solas o en conjunto con otras, dejamos al lector un listado de libros, citas, organismos, asociaciones, etc. , adonde podrán recurrir para su lectura a fines de comprender lo que aquí se presenta,, como también avala lo expuesto, al final de la bibliografía (18)

Agrupamos los más nocivos al organismo, a pesar de ser una extensa lista, los reducimos a unos pocos a fin de ser más claros, a pesar de que tenemos el convencimiento de que ningún químico que el organismo no necesita, aunque se elimine tarde o temprano, implica un trabajo adicional al metabolismo corporal y que puede implicar al menos fatiga, y quizás consecuencias por este sólo motivo.

Espesantes, colorantes, saborizantes, gelificantes, conservantes, y más, conforman la larga lista a las que remitimos al lector al *Códex Alimentarius Argentino.*

QUÍMICOS ALIMENTARIOS PELIGROSOS:

Se omite la larga lista, y solamente se enumeran unos pocos, a los fines de que se conozca que los químicos alimentarios no son tan "alimentarios"como se dice.. En primer lugar, veamos algunos de los "componentes" alimentarios o aditivos:

1. *Bromato de potasio:*

A pesar de su prohibición, aún suele utilizarse como conservante y para aumentar el volumen del pan (E 924), podría utlizarse en la malta para cerveza. Prohibido en la mayoría de los países, incluído el nuestro, está permitido su uso en Estados Unidos.

Mutagénico, productor de daños neurológicos, vómitos, daño renal irreversible, destruye la vitamina B1, inhibe al hierro y degrada al ácido fólico, entre los problemas más conocidos.

2.- Nitrito y nitrato de sodio:

Relacionado con la producción de múltiples tipos de cánceres, por sus derivados, las nitrosaminas, es altamente irritante, produce metahemoglobinemia, causa de cianosis, y es altamente irritante en piel y mucosas en general. Suele utilizarse para mejorar el aspecto de las carnes y su conservación.(E 202).No son recomendables para la conservación de carnes. (29)

3.-Dióxido de azufre:

(E 220), utilizado como conservante y antioxidante, productor de irritaciones en piel y mucosas, problemas broquiales, hipotensión y shock anafiláctico. A pesar de causar inconvenientes, se lo utiliza en muchos productos alimenticios sólidos y líquidos, como los vinos.

4.-Sulfito de sodio:

(E 221) Utilizado como conservante y antioxidante en alimentos, también se usa en la industria del caucho y celulosa y otros usos industriales.. Irritante de piel y mucosas, trastornos intestinales, cefaleas, náuseas entre los síntomas más comunes. Prohibido en las carnes, la F.D.A. lo permite en vinos, jugos cítricos, manzanas secas, y papas.

Se debe tener cuidado por ser antigénico, y con mucho cuidado en los asmáticos.

5.-Colorantes de uso habitual:

Se les atribuyen alteraciones conductuales y disminución de la capacidad mental. La tartrazina (E 102), alergénica y productora de aumento de la motilidad intestinal en dosis usuales a veces, es muy utilizada en jugos bebidas, postres, etc. como colorante, y se permite su uso indicando dosis máximas en el envase de los productos. Lo mismo puede decirse del E 110, colorante naranja S, colorante azoico.

E 111: colorante amarillento artificial,Naranja GGN, usado en pastelería, caramelos y helados,prohibido en la Unión Europea en 1987, inhibe la respiración mitocondrial, potencialidad carcinogénica, no uso en niños y embarazadas('?).

Otros : E 120 (cochinilla o rojo carmín),demostrada toxicidad, prohibido su uso, E 123 (amaranto), del grupo de azoicos, potencialmente peligroso, mutagénico. E 125, E 126, de la misma familia, por lo que no son aconsejables. Continúa una larga lista de colorantes con sus inconvenientes para uso habitual, llamativo para introducirlos en alimentos y bebidas, de mayor uso a veces en los niños, y cuyo desconocimiento en los adultos puede llevar a padecimientos. No pretendemos dar todo , sino mostrar que tal modo de preparar los alimentos, trae demasiados inconvenientes y peligros a la salud general. (30)

6.-Jarabe de maíz de alta fructosa:

Producto de los más utilizados, como alternativa económica del azúcar común, por su menor costo, proviene del maíz transgénico y que contiene además glifosato.Se lo acusa de ser diabetogénico, pero también de producir lesiones cardiovaculares, lo que indicaría más que es factible de alterar los mecanismos íntimos de la matriz extracelular, además de ser adictivo.Es probable que los mecanismos por los cuales no es nada aconsejable su utilización sean de variado orden, dada la fructosa en sí y el mecanismo de utilización en el organismo, sumado a la posibilidad de contener el agroquímico aludido y quizás proteínas del maíz no naturales para la especie.(31)

7.-Endulzantes artificiales:

a) Glutamato monosódico

(MSG) E 620, E 621 E 951,etc. La F.D.A. permite unos veinte pseudo nombres para nombrar este químico, que John Olney, investigador de la Universidad de Washington, en San Luis, denominó como "excitotoxina", ya que es parte de un grupo de aminados que producen excitación neuronal y pueden llevar la la muerte neuronal. Se lo ha asociado a enfermedades neurológicas como Parkinson, esclerosis múltiple, ceguera por lesiones retinianas, carcinogenicidad, etc. Luego de ensayos donde se encontraron tumores cerebrales en ratones , y luego de largas discusiones legales, fue desaprobado su uso por la misma F.D.A. en la década de 1970, aunque las presiones empresariales continuaron hasta su aprobación en 1981. El glutamato, como el ácido aspártico(componente del aspartamo), son

productores de la excitoxicidad aludida, siendo al final neurotoxinas que producen serios problemas como las mencionadas, más alteraciones del comportamiento, disfunciones sexuales y obesidad. En razón de que se trata de una de las sustancias más polémicas y a pesar de ser muy utilizadas, no es aconsejable su utilización. Su uso es corriente en sopas instantáneas y otros varios alimentos.(32)

b) Aspartamo: compuesto por 40 % de ácido aspártico, 50 % fenilalanina y 10 % metanol, es una sustancia compleja y su metabolito más potente, el DPK (dicetopiperacina),es tóxico y cancerígeno, además de que el ácido aspártico es otra excitotoxina, y el metanol solo, se metaboliza en hígado en formaldehído, también tóxico. Al igual que la sucralosa, el acesulfame y la sacarina, por variados motivos de riesgo deben ser evitados. (33)

BHT-BHA : el primero, butilhidroxitolueno,E 321) se lo utiliza por lo general mezclado con el butilhidroxianisol (E 320), antioxidantes derivados del petróleo; utilizados en muchos alimentos, dada su aparente protección de los aceites, son potenciales mutagémicos, productores de alteraciones digestivas en investigaciones, no recomendables y prohibido en algunos países. Grandes industrias mundiales suelen utilizarlos en sus productos.(34)

TBHQ: Hidroquinona de butilo terciario, E 319, conservante para aceites y grasas, derivado fenólico,.En dosis de 5 gramos es mortal, y al 0,02 % en aceite o grasa de los alimentos es causante de vómitos,náuseas y delirio. Mutagénico probable, no recomendable. Sí es conocida su actividad de impedir la regulación de los radicales libres del medio extracelular.(35)

Hay demasiados tóxicos aditivos cuyo uso y condiciones para la industria alimenticia no parecen ser los más adecuados; sin embargo, nada parece detener la cuenta que aumenta de modo vertiginoso. Cerca de cien mil químicos invaden el planeta. Nos detendremos un poco en los alimentos procesados con transgénicos, en razón de que, al parecer, no han cumplido la promesa de saciar el hambre del mundo, por el contrario, más problemas que beneficios.

En resumidas cuentas, el uso excesivo de saborizantes, colorantes, aromatizantes y muchos otros químicos que la industria alimenticia utiliza, sabemos que en su gran mayoría poseen una toxicidad mediana a alta .Incluso aquellos a los que no se les conoce toxicidad, en el organismo humano naturalmente no le sirve más que al paladar, pero su ingreso pone en marcha muchos mecanismos de eliminación innecesarios, lo que implica trabajo adicional. Son en realidad tan necesarios? Como si fuese poco, los envases nos asombran.

ALIMENTOS PROCESADOS CON TRANSGÉNICOS:

Los más utilizados, en el procesamiento de la alimentos envasados, son la soja, el maíz, la papa, para uso humano, sin adicionar los que se utilizan para alimento animal. Pero desde tomates ,arroz, frutillas y sigue la lista.

A pesar de estar prohibidos en algunos países, su uso es en la práctica casi masivo.

Tradicionalmente, siempre ha habido entrecruzamiento de diversas subespecies entre sí, pero el hecho de trascender una especie para combinarla con genes de otra especie es una acción que la bioingeniería ha podido trascender, con la esperanza de mejorar, superar inconvenientes, tratar de aumentar la producción, etc, pero en la realidad tal cosa, al menos en los alimentos, no ha sucedido, al contrario, los problemas de salud a los seres vivos , a los ecosistemas, superan con creces a la pretensión de mejoras. La vida en la complejidad de la naturaleza, en situación inestable pero que permanece a pesar de ello, lo ha hecho a través de cientos de siglos de existencia, y la armonía en que vivimos entre todas las especies y los requerimientos para permanecer en este mundo nos hace que parezca inmutable a pesar de su propia inestabilidad. El intento de trascender y traspasar la vida interespecies, nos ha traído los problemas que hoy se deben soportar a pesar nuestro; ya están, se han dispersado en el planeta e invaden nuestro organismo sin permiso.

Es imposible predecir lo que sucederá cada vez que se intenta trascender la misma naturaleza. Injertar un gen de bacteria a un vegetal, implican acciones variadas, más allá de lo que se intenta, por lo que no hay manera de saber el porvenir de tal acción sobre los efectos globales y sobre la salud humana y los demás seres vivos .Lo que sí sabemos hoy es que las transferencias artificiales de genes entre especies distintas son peligrosas.; crean toxinas, enfermedades , debilidades:los riesgos son ilimitados (Ref.: Plmiter, R.D. et al,1986,Annual Review of Genetics; T.et al.1995,Int.Journal Food Science Tech,30;141.)-

Germán Martina(36) nos dice:

Se puede alegar que los efectos perjudiciales a la salud son impredecibles: el efecto "posición" de un gen acarrea un modelo de expresión génica y función genética impredecible. Estas proteínas insertadas pueden provocar que los productos alimenticios sean potencialmente tóxicos. También la manipulación de virus , como el del mosaico, puede desestabilizar el genoma y potenciar nuevos virus, causar nuevas enfermedades,resistencia a los antibióticos y serias reacciones inmunes. (Ref.: Green.A.E et al, 1994, Science 236:1423. Osurn J.K. et al,1990, Virology 179:921. Nae-Whan Ho, 1996, Biology Dep.Open University.)

Los productos genéticamente manipulados tienen más riesgos que los alimentos tradicionales., por la introducción de nuevos alérgenos y toxinas, teniendo como ejemplo el triptófano producido en 1989 con más de 1500 inválidos y 37 muertes en EEUU, produciendo triptófano pero con adición inesperada de una poderosa toxina agregada,que afectó al sistema inmune (Ref.Nordlee,J.A et al.1996, The New England Journal of Medicine 688. Nayeno,A.N.et al 1994,Tibtech,12:364)

Asimismo aumenta la contaminación de los alimentos y del agua potable, dado que más de la mitad de las empresas se dedican a plantas resistentes a herbicidas y conduce a una cada vez mayor resistencia, lo que obliga a un aumento de la cantidad de químicos, lo que deriva en estos inconvenientes. Estos problemas traspasan las generaciones ..La mención del triptófano, como la talidomida, el conocimiento de que el 80 % de la leche y derivados en supermercados contiene restos de medicamentos, antibióticos prohibidos, hormonas sintéticas, glóbulos de pus por las mastitis de las vacas lecheras, etc. Sumado a que los cereales transgénicos contienen también los agrotóxicos a los que son resistentes. El conocido problema de las mariposas monarca, de las abejas, de la merma drástica de ranas, sapos y saurios en general, mortandad de peces, trastornos de feminización de especies ictícolas,, lo que tiende a la desaparición de especies vivas, y muchos otros problemas , algunos de los cuales veremos que también , y no por casualidad, afectan a los humanos.

La gran cantidad de celíacos, cuya cantidad ha excedido toda previsión, las intolerancias a la leche de vaca, el crecimiento logarítmico de las alergias, y otras afecciones, nos indican que el camino no es el correcto. Hoy, también, en la agricultura, podemos ver que las producciones sin agroquímicos son mejores, más productivas, menos costosas, y por supuesto, realmente sanas.

Al parecer, el exceso del pensamiento en la rentabilidad, colocando en el mercado lo más económico, camina un sendero sin regreso a un precio impagable en cuanto a los daños. Una inversión del costo-beneficio, ya que el beneficio es empresarial y el costo total pasa al comprador, con las consecuencias de salud incluídas.

Respecto de la celiaquía, proceso sumamente raro hasta mediados del siglo pasado, hoy es ya una afección común y frecuente, de tal modo que el promedio de afectados en general oscila entre el 0,5 a 1 % de la población general, esta última cifra en Argentina, donde ya existen leyes para que se dispongan de alimentos exentos de gluten. Un estudio de A.Samuel

Y Stephanie Zanett, aparecido en el Journal of Interdiciplinary Toxicology , determina que el glifosato, el conocido producto de Monsanto, hoy de Bayer, al poseer una triple carga de electrones, por un lado abre la permeabilidad de la mucosa intestinal, y por otro mata la microflora intestinal, necesaria para nuestra vida normal, lo que afecta al trofismo de la pared, atraviesa la misma atrpando metales, como arsénico, aluminio, y lo mismo hace en la barrera hematoencefálica, donde es capaz de producir también lesiones neurológicas. Por un lado es , junto al gluten adicionado, el franco causante de la celiaquía. Hasta el momento, a nadie parece habérsele ocurrido, salvo este estudio, indagar en profundidad el carácter productor del glifosato, al menos en la celiaquía.Puede que el trigo no sea transgénico, pero sí fumigado para aumentar su maduración, lo que nos hace ver las interrelaciones entre el sistema de rentabilidad y la producción de enfermedades..

Las quejas a los transgénicos:

-Nuevas toxinas y alérgenos en los alimentos.

-Diseminación probable de gérmenes resistentes a los antibióticos.

-Aumento del uso de químicos en las plantas, con mayor contaminación de agua, alimentos y tierras.

-Aparición de hierbas resistentes a herbicidas, como se ve ya en la actualidad.

-Diseminación de enfermedades entre especies.

-Pérdida de la biodiversidad de los cutivos.

-Perturbación del equilibrio ecológico. (37)

ALGUNOS EJEMPLOS DE LA "COMIDA CHATARRA"

Un modo de entender que lo que nos ofrecen como alimentos preparados y envasados, listos para su uso, pueden ser peligrosos para nuestra salud, es ofrecer unos pocos ejemplos del contenido de algunos, o de los envases, de cuya potencialidad de enfermar poco se habla.

ENVASES:

A.HOJALATA y ALUMINIO: Los envases de hojalata, para puré de tomates, legumbres, frutas peladas y listas para su uso y otros, en su gran mayoría, su capa *interna poseen un revestimiento protector, pero desde la utilización de los barnices óleoresinosos, que se utilizaban anteriormente y eran naturales, a la búsqueda de abaratar los precios, hoy, en su gran mayoría, se utilizan los barnices epoxi-fenólicos: los fenólicos son obtenidos de resinas sintéticas por condensación de fenoles sustituídos con aldehídos, y los epoxi, resinas obtenidas de la condensación entre la epiclorhidrina y el conocido bisfenol A. Estos barnices, útiles para la fabricación , no lo son para el contenido, ya que la liberación de éstos e integrados al contenido alimentario, lo hacen potencialmente dañinos. Ya conocemos del potencial mutagénico del bisfenol A, y la probable potenciación y afectación del organismo por otros mecanismos.El caso es asimilable a loss envases de aluminio.*

B-CARTONES Y PAPELES: En sí, si son nuevos, no contaminan para nada el contenido del alimento; pero la costumbre de reciclar, y, como la gran mayoría de los nuevos contienen impresiones realizadas con tintas de anilinas o de componentes químicos variados, al reciclarlos pueden contener residuos de bisfenol A, dibutilftalato, di -2- etilhexil ftalato (DEHP), conocidos disrruptores endócrinos y mutagénicos. Por ejemplo, los envases de pizzas son reciclados y se ha estudiado la concentración de estas sustancias en las pizzas, dependiendo del calor y tiempo de contacto, que aumenta de acuerdo a estos parámetros.(38)

C-PLÁSTICOS: ya hemos visto sus efectos, de tal modo que en los envases de bebidas, se obliga, a pesar de que no todas las empresas lo cumplen, de rotular con un número a los mismos, dado que hay algunos plásticos cuyas combinaciones contienen ftalatos, bisfenol A y otros volátiles que se mezclan con las bebidas. El reciclado de los mismos los hace aún más peligrosos. No son recomendables , incluídos los films de polietileno para uso en los microondas, por la posible transferencia de los disrruptores al alimento calentado. Lo mejor, parece ser el vidrio, la cerámica, el acero inoxidable, y no el uso de los plásticos en la manipulación y envase y conservación de alimentos en refrigeradores. Algunas de estas sustancias también han sido señaladas como "obesógenas". Veamos los números en los envases de bebidas:

1-PET (Polietileno Tereftalato): EVITAR

Comunmente Encontrados en: botellas de refrescos, botellas de agua, botellas de aceite de cocina

Riesgos: Puede desprender antimonio y los ftalatos.

2.--HDPE (Polietileno de Alta Densidad): LOS MÁS SEGUROS

Comunmente Encontrados en: galones de leche, bolsas de plástico, envases de yogurt.

3-PVC (Policloruro de Vinilo, Vinilo): EVITAR

Comunmente Encontrados en: Botellas de condimentos, film transparente, anillos de dentición, juguetes, cortinas de baño

RIESGOS: Desprenden plomo y ftalatos, entre otras cosas. También pueden emitir gases de productos químicos tóxicos.

(4)-LDPE (Polietileno de Baja Densidad): LOS MÁS SEGUROS

Comunmente Encontrados en: Las bolsas que ofrecen los supermercados para cojer frutas y vegetales y contenedores de alimentos

(5)- PP (Polipropileno): LOS MÁS SEGUROS

Comunmente Encontrados en: tapas de galones, plásticos para almacenar alimentos, vajillas plasticas

(6)- PS (Poliestireno, también conocido como espuma de poliestireno): EVITAR

Comunmente Encontrados en: bandejas de carne, utencilios de espuma como vasos y platos desechables utilizados en fiestas.

RIESGOS: Pueden desprender cancerígenos y alquilfenoles estrogénicos.

(7)- Otros (por lo general mezclas)

Estos plásticos pueden ser una opción más segura, ya que pueden ser muy duraderos y resistentes a altas temperaturas ocasionando una menor lixiviación.

Plásticos nuevos biodegradables a base de plantas, como PLA (ácido poliláctico) también entran en la categoría Nº 7.

En resumen, los únicos plásticos menos ofensivos para almacenar alimentos, agua y otros líquidos son:

PEAD: Polietileno de Alta Densidad (en inglés conocido como HDPE o PE-HD) identificado por el número 2.

PEBD: Polietileno de Baja Densidad (en inglés conocido como LDPE o PE-LD) identificado por el número 4.

Polipropileno (PP) identificado por el número 5.

Donde se encuentran estos numeros? En la base del envase suele aparecer un número indicando el tipo de plástico dentro de un triángulo, por ejemplo, un 2 para el HDPE. Estos símbolos se encuentran en todas las botellas plásticas. Cada número indica el tipo de material del cual están fabricadas

Sin embargo, amén de los problemas de salud, el mayor impacto los provocan en la contaminación de suelos y aguas-. Esparcidos por el planeta, constituyen una de las más graves amenazas a la vida en nuestro planeta. También hay estudios que indican que el agua embotellada puede contener partículas de los mismos plásticos del envase. (39)

EJEMPLOS DEL CONTENIDO EN LOS ALIMENTOS ENVASADOS

1.- MORTADELA PALLADINI: Ingredientes:

Carne vacuna, tocino, carne de cerdo, <u>almidón,</u> sal, <u>proteína de soja, leche en polvo</u>, azúcar, especias, antioxidantes INS 316 (eritorbato de sodio), estabilizante INS 452 i (polifosfato sódico), <u>conservante INS 250 (nitrato de potasio).</u> Es evidente que, como modo de mantener precios y/o ganancias, el almidón, la proteína de soja (transgénica), leche en polvo, están para ese objetivo. El nitrato de potasio, ya es suficientemente conocido y a pesar de la polémica por su uso y costo, hay bastantes estudios acerca de su *potencial mutagénico por formación de nitrosaminas, y el polifosfato sódico posee estudios que lo señalan como productor de afectación renal y cardiovascular. Y es un alimento de uso masivo y permitido por las autoridades sanitarias. Uno podría alegar que lo hacen para abaratar los precios, sin embargo, los gastos publicitarios son onerosos, por lo que el menor precio no se deriva al consumidor, sino un mayor riesgo de enfermar.*

2 -CALDOS DE VERDURAS KNORR: Ingredientes:

-20 % aceite vegetal hidrogenado, 9,5 % aceite de oliva ,potenciadores del sabor (glutamato monosódico, inosinato y guanilato disódicos) 8 % de hortalizas y verduras, extracto de levadura, almidón

modificado de patata, especias, colorante caramelo.

Del glutamato hay estudios que lo vinculan como obesógeno, cierto nivel adictivo, y daños neurológicos del oído interno en ratas, que, junto al inosinato actúan de manera sinérgica, y éste (conocido como AJINOMOTO, el secreto de las comidas de Asia) es una excitoxina, productora de daños en diversos aparatos del organismo. El almidón de patatas como espesante y aglutinante, no se conoce si contiene o no químicos agregados. Si el envase contiene solamente un 8 % de verduras, es dable pensar que cuando desee una sopa, es mejor pensarlo, ya que será más una sopa de químicos, es lo que reza en el envase. (32)

3.- FLAN ROYAL SABOR VAINILLA: Ingredientes:

-por cada 100 gr. de sobre: aspartamo: 28,1 mg; acesulfame-K: 3,8 mg.,, contiene tartrazina,amarillo ocaso ((INS 110),carragenina, maltodextrina, vainilla,contiene fenilalanina.

El amarillo ocaso ess un colorante histaminérgico (productor de alergias) a dosis relativamente altas, y desde el año 2009 es obligatorio colocar en la etiqueta que los contiene: "puede tener efectos negativos sobre la atención y la actividad de los niños".

Del aspartamo y el acesulfame, ya hemos escrito los efectos más arriba, por lo que nos evitamos más comentarios, de la carragenina, a pesar de ser un producto natural derivado de algas, se han visto en algunos estudios ciertos efectos : toxicidad fetal, colitis ulcerativa, cáncer colorrectal, intolerancia a la glucosa, cáncer de hígado, etc. Sin embargo, los *fabricantes dicen que a bajas dosis no producen alteraciones, determinando dosis máximas tolerables, y lo que no se dice es que es de uso bastante importante, formando parte de muchos alimentos procesados. En definitiva, usted debería observar previo a dar un postre a su niño que puede ser una ruleta rusa.*

4.- FLAN EXQUISITA SABOR DULCE DE LECHE: Ingredientes:

No tiene dulce de leche: azúcar, sal, gelatina, vitamina E, óxido de zinc, vit. A;D y B12, sin especificar cantidades, gelificantes, carragenina (de nuevo), colorante caramelo I, amarillo ocaso, tartrazina (de nuevo), rojo 40 e, indigotina, otros, dióxido de silicio, acesulfame K y aspartamo. Otro explosivo que tras la publicidad y su sabor, muchos comen sin saber si es recomendable o no. No comentamos la tartrazina, conocida ya su toxicidad en trastornos digestivos y elevada alergenicidad. Los colorantes caramelo son de 4 tipos distintos de sintéticos, pero ninguno de ellos es inocuo, los más benignos pueden alterar las funciones digestivas. Amariilo ocaso lo comentamos en el'"postre" anterior. El rojo 40 e, no es más que el E 129, un colorante azoico derivado del petróleo, que posee la misma toxicidad del colorante caramelo, a lo que se suma una investigación que observa ha provocado cáncer de vejiga en ratones. La indigotina puede causar una potencialidad parecida a los anteriores, tienen dosis mínimas, pero acá suman tres colorantes sintéticos potencialmente agresivos al organismo. Para pensar lo que se ingiere o se da a los niños.

5.- PICADILLO DE CARNE SWIFT: Ingredientes:

Carne vacuna, agua, menudencias y grasa vacuna, "carne mecánicamente separada de vacuno", almidón, harina enriquecida, ,sal, proteínas de soja, , vinagre, especies, polisorbato de sodio, ,nitrito de sodio, , y"contiene derivados de trigo y soja". En fin, poca carne y muchos aditivos cuyas proporciones no se saben, pero sí de su potencial de toxicidad.

6.-FRUTIGRAM GRANIX (galletitas dulces con salvado) Ingredientes:

Harina de trigo enriquecida, azúcar, aceite de girasol alto oleico, almidón de maíz, jarabe de maíz alta fructosa, sal, colorante caramelo, saborizante de vainilla, antioxidante (BHT_BHA), contiene derivados de trigo. Los colocamos en razón de que este tipo de alimentos se publicitan como uno de los mejores alimentos sanos.

Las harinas y el aceite, nada dice si contienen agroquímicos, pero, en razón de au uso masivo, es problable sean producidos como la mayoría de los productos con cereales transgénicos, sino sería evidente lo colocarían en la etiqueta; del colorante caramelo y del BHT y BHA, ya hemos escrito anteriomente sobre sus efectos en la salud.

Podríamos continuar detallando muchos más, pero dado que todos, en mayor o menor medida, contienen químicos potencialmente nocivos, dejamos aquí, y al lector a que indague. Pero siempre es mejor se acostumbre a leer el contenido de los que come, por obvias razones. Por algo a los alimentos envasados, como a los de "fast food", se los denomina " chatarra".

QUÍMICA FARMACOLÓGICA.-

Escribir acerca de los químicos utilizados en la clínica médica, es decir, los fármacos, que son, desde 1910 la base de la terapéutica médica, tiene varias aristas, por lo que las enumeramos y seguimos a continuación a cada una de ellas: la base cultural de la terapétutica médica, la medicalización de los problemas sociales, la utilización de los fármacos en su modo de aplicación y las investigaciones previas a su salida al mercado profesional, y el que creemos más endeble en su sustento científico, y de muy baja calidad en el modo de aprobación sin estudios suficientes.

1.- La base cultural de la terapéutica médica.

Abraham Flexner, en su Reporte de 1910, define a la práctica médica y su enseñanza en las facultades universitarias de un modo definido, y con base en la farmacología para la terapia, donde ya había ciertos medicamentos de reconocida utilidad y eficacia- Financiado por la Fundación Rockefeller, quien tuvo la visión que rige esta fundación. Se eligió esta medicina, y se denostaron todas aquellas que no fundaban su conocimiento en base a la terapia medicamentosa, aún la fitoterapia, y todas ellas pasaron a ser "alternativas" y sin financiación posible, carecieron de la posiblidad que tuvo la medicina que hoy es tradicional. No se busca polemizar acerca de la validación de una o de las otras, sino de las posiblidades posteriores al Reporte Flexner, que favoreció la investigación de los fármacos y soslayó cualquier otra posibilidad. Y ya tenemos evidencias claras de terapias eficaces que tuvieron que esperar años para su validación.(17)

Así las cosas, hoy la cultura impregna costumbres señaladoras de estilos: si no se sale de una consulta médica con una receta para la farmacia, parece que la atención no ha sido correcta; como también si no se solicitan estudios de laboratorio, imágenes, ú otras solicitudes, les cuesta creer que puede no sean necesarias. La medicina de hoy, acostumbrada a las mediciones y el control, precisa los diagnósticos aunque la cura no esté al alcance del paciente determinado. La cultura, médica y general, impone los mecanismos de atención sobre los cuales no parece haber cuestionamiento alguno. De todos modos, desde Flexner en adelante, se ha impuesto la "medicación" como un medio prácticamente imprescindible, y la custumbre así lo indica. El resurgimiento de la carrera universitaria de Farmacia desde mediados del siglo pasado, basado en ciencias químicas, botánicas, y los principios de la investigación clínica en la aplicación de los fármacos, tuvo un gran desarrollo, de donde surgieron luego la búsqueda de los principios activos de la actividad terapéutica de los químicos, produciendo el auge de la investigación, y el consiguiente desarrollo de las empresas farmacéuticas. A veces, una parte de la población utiliza en ciertos países la fitoterapia por su bajo precio y otras características. Ello ha sido visto por las multinacionales farmacéuticas y han incorporado muchas medicinas con esa base, lo que lo hace aceptable a quien lo recibe, sin saber si la medicación es válida o solamente un placebo caro. Otro modo de introyectar el mercado a la cultura popular.

[Escriba texto]

La medicalización de los problemas sociales.

La tendencia de medicalizar problemas sociales, ha sido bien detallado por Michel Foucault (40), por lo que solamente diremos algunas pocas cosas acerca de qué modo la medicina se apropia de problemas que no suelen ser específicamente de su campo. La locura, las depresiones, las desviaciones sexuales, la vejez, como ejemplo del modo en que lo natural y lo que parece una individualidad termina en el campo médico, y también cómo etapas de la vida normales también confluyen en el campo. La menstruación, determinando síntomas y medicándolos, la menopausia otro modo de medicación que si culturalmente hubiese sido tomada como propio de la normalidad, no habría motivos para medicar, pero la cultura impone que esté dentro del campo médico. No decimos que los sufrimientos no existen, sino que la cultura los provoca. Y el negocio de la medicación , más hoy, es de alta rentabilidad. Como si fuese poco, la venta libre, deja en manos de la gente químicos que no son inocentes. La imposición de que aquellos problemas sociales que no se arreglan fácilmente, pueden derivarse al campo médico y su consiguiente rotulación, para luego prescribir fármacos.

<u>Medicamentos hoy, prescindentes de la farmacia y de la medicina.</u>

Recordamos cómo, al menos de los que nos ha tocado estudiar en las décadas del sesenta y setenta, la farmacología en medicina era una materia clave y barrera para el ingreso al ciclo clínico: nadie podía colgarse un estetoscopio en el cuello e ingresar a un hospital, sin conocer al detalle cada fármaco que podía ser aplicado al humano. Desde sus precisas indicaciones como sus a veces numerosos efectos secundarios, y cada uno de sus mecanismos posibles: dinámica, farmacocinética, farmacodinamia, modo de eliminación, duración de sus efectos válidos y tiempo de eliminación, su vida media en el organismo, modo de manejar sus efectos indeseables, toxicidad, etc.

Un aviso de llamado a los cambios fue, a lo largo de la actividad, que, tras un cuarto de siglo de saber que la teofilina, por dar un ejemplo, tenía que administrarse solamente dosificando la teofilinemia, dado que su rango terapéutico está muy cerca del rango de toxicidad, y la variabilidad individual hace imposible otro modo, reaparece en la década del noventa como una panacea donde muchos laboratorios impregnaban de frascos de teofilina pediátricos, y sin las precisiones que antes eran imprescindibles sean tenidas en cuenta. Años más tarde, luego de muchas intoxicaciones , terminaron sacando del negocio a la teofilina, por la década del 2.000 con daños sin pagar, con ganacias a sabiendas de lo que se hacía, y guardando la misma para que en cualquier momento de olvido reaparezca. Barata en el siglo anterior, cara en este siglo. Uno termina por convencerse de que la existencia de grandes negocios rodean e impregnan el servicio médico.

Medicamentos de venta libre, analgésicos, antiespasmódicos, antifúngicos, antisépticos, antibióticos, inundan el mercado, y, como si fuese poco, la carrera de farmacéutco parece estar destinada sólo para trabajar en la industria, en razón de que solamente hoy venden productos terminados , lo que hace casi prescindible que lo expenda un universitario. El médico ya no receta preparados sino marcas y la farmacia las vende. El mercado se ha impuesto de tal modo, que la misma industria se va apropiando de las cadenas de ventas, lo que multiplica sus ganancias. Y la gran mayoría supone que los altos precios de los medicamentos se deben a la inversión en investigación, cuando en realidad el 45 % de ello se invierte en publicidad y propaganda médica, y solamente un 5 % aproximado se destina a las nuevas investigaciones.

Este retroceso desde el punto de vista científico, de la mano de una casi ausente enseñanza de la farmacología médica , fundada en los principios de mercado, no ha tenido en cuenta para nada las consecuencias para la salud de las personas, para las que fueron creadas. Retroceso científico, adelanto del principio del mercado, que deja en evidencia su amoralidad.

Si los médicos de hoy, frente a los más de seis mil productos presentes en las farmacias, tuviesen que conocer todo acerca de sus principios antes de recetar, les resultaría una tarea imposible de cumplir. En realidad para solucionar los problemas de la salud humana son necesarios tantos medicamentos? Han mejorado los problemas de salud humana por la cantidad de nuevos químicos?,; sin investigaciones reales, las dudas son serias.

Otro antecedente que dice más acerca del medicamento como mercancía poco seria frente a lo que sí debería, es , uno el de la talidomida, utilizado entre 1957 y 1963 como sedante y antinauseoso en las mujeres gestantes, bajo un supuesto manto de inocuidad, terminó con miles de niños nacidos con focomiela (sin miembros o rudimentarios), y luego de años se determinó que provocaba problemas en los primeros meses de la vida fetal, y en los espermatozoides de los varones que lo tomaban. Lo más grave fue que no se restringieron y profundizaron los estudios de los nuevos fármacos luego de este desastre.

El dietiletilbestrol, utilizado como estrogénico entre 1940 y 1971, recién se supo luego de varios años que sus problemas trascendían a las generaciones, dado que provocó cánceres de vagina especialmente, en las hijas de gestantes que las tomaban, y menopausia precoz, y en los varones criptorquidia, esterilidad, y mayor riesgo de cáncer de próstata y testículo. Los "hijos del dietiletilbestrol" como se los denomina, son la llama viva del escaso control de los fármacos a la venta; aún se estudian potenciales problemas en los nietos. Pero ha sido el primer aviso de que los químicos pueden afectar muy poco o nada a quien lo ingiere, y de consecuencias nefastas a su descendencia (comparable totalmente a los hoy llamados disrruptores endócrinos)..

Un ejemplo más de los alcances mercantilistas de las empresas farmacéuticas: el dimetilfumarato, utilizado en 2006-2007 como antihumectante para muebles y zapatos, especialmente en telas sintéticas para evitar el moho, y producidos en China, fueron vendidos en Finlandia e Inglaterra, y muchos compradores terminaron con alergias severas, denominados luego como "silla venenosa y zapatos venenosos", dado el origen de donde provenían. Por supuesto, fueron prohibidos.. Pero no termina aquí, este veneno terminó investigado, producido y vendido por empresas farmacéuticas como buen fármaco para la psoriasis, y luego para la esclerosis en placas; ni hablar del precio, cuando se utilizaba para la humedad de cosas nuevas, se lo hacía por su bajo precio y en sobres de varios gramos, al menos 50 a 100gr.; ahora en comprimidos. Tomando como ejemplo el que tenemos en Argentina, de nombre comercial Tecdifera, se vende en comprimidos de 120 mg de 14 comprimidos, y de 240 mg. de 56 comprimidos a un precio promedio de 0,70 dólares EL MILI GRAMO, ya que el primer envase cuesta en dólares aproximados a junio de 2018, unos ochenta dólares, y el segundo, aproximadamente algo más de cuatro mil setecientos dólares estadounidenses. Pingüe negocio. Con un ingrediente agregado : La FDA, el 25 /11/2014 advierte sobre un cqso de leucodistrofia cerebral, la leucoencefalopatía multifocal, en un paciente con esclerosis múltiple tratado con dimetilfumarato durante cuatro años, luego de lo cual falleció, atribuído a una disminución de su sistema inmunológico por la medicación. En la psoriasis ha provocado serios problemas de alergias severas y problemas inmunitarios. Se espera que haya más muertes para prohibir su uso?. Aún se vende y no sólo en nuestro país, lo que presenta el lamentable panorama de las empresas multinacionales farmacéuticas y la ausencia de un control serio de la salud poública internacional y las autoridades nacionales. No es curativo, razón suficiente para evitar su prescripción.

A la gabapentina y la sertralina, para tratamientos en psiquiatría, se les achaca un aumento en el número de suicidios en las personas que los consumen, pero no se han hecho los estudios correspondientes en cuanto a su magnitud, y sólo en los efectos secundarios les hacen una ligera mención en prospectos de venta.

La simvastatina, como otras estatinas, de uso masivo para el tratamiento de la hipercolesterolemia, son productoras de alteraciones en la musculatura estriada, desde pérdida de fuerzas, dolores y hasta rabdomilolisis, y no se ha hecho la relación costo-beneficio para su uso tan común en la clínica, incluso su indicación como norma en los pacientes con problemas cardíacos.

Análgésicos relativamente nuevos, como el celecobix, no han demostrado mayor eficacia que los anteriores, y sí mayores y más serios efectos secundarios como insuficiencia hepática y renal; sin embargo su uso se ha permitido.

El caso del benfluorex, medicamento utilizado en un principio para la anorexia, y luego para la diabetes, del Laboratorio Servier, de Francia, pero vendido en el mundo, que produjo centenares de muertes por hipertensión pulomonar y valvulopatías derivadas, es una muestra de la desmedida ambición empresarial, químicos del que se conocían sus posibles efectos devastadores. Ninguno de los mencionados anteriormente son fármacos curativos; son paliativos o sintomáticos.

Existe una larga lista, pero para quien desee profundizar, debe ver la bibliografía de referencia y probablemente se encuentre con la sorpresa de que gran parte de los medicamentos no son útiles. Por el contrario, ya hay, al menos en los países desarrollados, algunos estudios jurídicos que tratan de nivelar la balanza entre la ganancia empresarial y los efectos negativos de los pacientes (41).

En cuanto a los analgésicos de venta libre, se les achaca de inducir, a largo plazo, una insuficiencia renal crónica, además de los conocidos trastornos gastrointestinales, pero se venden como caramelos y la gente así acude a ellos. Mientras, un doce por ciento aproximado de las insuficiencias renales crónicas de causa desconocida esperan una investigación más seria, donde los AINES (antiinflamatorios no esteroideos) tienen un rol preponderante.(42) Sin embargo, los gastos en publicidad en los medios comunicacionales parecen ser onerosos, mientras, los entes reguladores parecen no existir.

Una muestra de lo que sucede en el mundo de la química farmacéutica : mientras la O.M.S. fija en menos de mil el número de medicamentos para tratar el 96 % de las enfermedades, en la Argentina de hoy existen unos 18.000 medicamentos a la venta. En España, unos 13.000. Las corporaciones farmacéuticas van poco a poco, en el mundo desplazando a la farmacia habitual de barrio, y configura otro indicador mercantilista y las grandes ganancias en las ventas, como la tendencia hacia los monopolios con la concentración en todas las etapas del mercado.

Podríamos escribir hasta el cansancio acerca de los inconvenientes y problemas de los efectos secundarios de los fármacos, pero solamente pretendemos dejar en evidencia lo que se presenta ante un mercado voraz y profesionales poco formados para afrontar este grave problema . Como quien dice, están entre la espada y la pared; entre la avidez empresarial y la gente que busca protección ante su debilidad y solamente puede confiar en quien lo atiende.

Es evidente que las empresas buscan ganancias, aún a costa de la salud, y una casi ausencia de controles necesarios para proteger a la población, inerme frente a este panorama. Las deudas de la salud pública y de la medicina, y de los gobiernos en general, están a la vista, en cuanto al fracaso de los supuestos controles. No estamos atacando a la farmacología médica, sino al modo perverso que rodea a la misma. Flexner carece de culpa frente a esto, pero dudamos de los mecenas que lo ayudaron, dado que hoy, sus descendientes forman buena parte de este negocio, sumado al de los agroquímicos y el petróleo y derivados. Los grandes accionistas son los mismos, con los químicos que enferman y matan, generan ganancias y lo repiten con el negocio de las farmacéuticas. Bajo el supuesto de la cronicidad de muchas enfermedades, se mantiene tanto a los enfermos de valor adquisitivo, y las grandes ventas de fármacos para ellos. Y digo supuesto, en razón de que es altamente problable que en no mucho tiempo más, se conozcan los mecanismos por los cuales aparecen estos problemas y su prevención es, al entendimiento de quien escribe, de una práctica solución y bajo costo.

EFECTOS DE LOS QUÍMICOS EN LOS SERES VIVOS, ECOSISTEMAS Y EN EL MEDIO AMBIENTE.

1.-EN LOS SERES VIVOS: DISRUPTORES ENDÓCRINOS Y OTROS PROBLEMAS POTENCIALES:

Rachel Carlson, en su libro "Primavera Silenciosa", cuenta su primer contacto con los agroquímicos, y el primer problema posterior, en 1957, cuando hormigas rojas de Sudamérica invaden Alabama, y son presa de una feroz propaganda de matar ganado, animales de granja,cultivos, y se programa desde el estado un ataque exterminador con DDT,dieldrin y heptacloro. Hasta ese momento, las hormigas no habían producido más que molestias, sin haber provocado ninguna muerte, se rocía con éstos, y sí provocan muerte de aves, ganado, perros, gatos,lo que ella denomina una lluvia de muertes, y con un resultado negativo para la erradicación de las hormigas. Y el DDT, que ella comprende el mecanismo por el cual los pájaros mueren por el mismo, por lo que luego conocemos como bioconcentración, dado que el DDT en el agua, en el fondo del lago ,donde se alimentan las lombrices, los peces de éstos y luego los pájaros de los peces, cómo las aves terminan muriendo por las altas dosis del mismo, lo que fue el alerta para evitar el uso masivo de los biocidas de ninguna especie química.

Feminización de peces ,batracios, aves: desde la última década del siglo pasado en adelante,se viene observando una profusa bibliografía acerca de los problemas de ciertos químicos, entre los que se cuentan los ftalatos,el bisfenol A, los pesticidas, y los problemas asociados en la acción como disruptores endócrinos de los mismos y su posterior aparición del proceso de feminización de peces, batracios, aves,etc.Algunas investigaciones realizadas se detallan :

Los estuarios de Gernica, Arriluce, Santurtzi, Ondarroa, Debia y Pasaia: Los primeros casos en 2007-2008 se detectaron en Urdabai, y los últimos datos confirman que también se están dando en otros estuarios. Los contaminantes que actúan como estrógenos son los causantes. Se trata de químicos diferentes, pero de similar acción.

Científicos de la Universidad del País Vasco descubren indicios de feminización en como disruptores endócrinos. Peces intersexuales entre 12 a 64 v%, y 60 a 91 % con presencia de vitelogenina, proteína que se expresa solamente en hembras. Estudio en corcones machos, y concentración de varios disruptores: plastificantes, pesticidas, anticonceptivos, detergentes y fragancias, entre otros. 28/3/2014,Sciens (la ciencia es noticia) periódico de divulgación científica.

Referencias bibliográficas:

C. Bizarro, O. Ros, A. Vallejo, A. Prieto, N. Etxebarria, M.P. Cajaraville, M. Ortiz-Zarragoitia. "Intersex condition and molecular markers of endocrine disruption in relation with burdens of emerging pollutants in thicklip grey mullets

(Chelonlabrosus) from Basque estuaries (South-EastBayofBiscay)". Marine Environmental Research. In Press, Available on line 5 November 2013. (http://www.sciencedirect.com/scien ce/article/pii/S014111361300189X)

E. Puy-Azurmendi, M. Ortiz-Zarragoitia, M. Villagrasa, M. Kuster, P. Aragón, J. Atienza, R. Puchades, A. Maquieira, C. Domínguez , M. López de Alda, D. Fernandes, C. Porte, J. M. Bayona, D. Barceló, M. P. Cajaraville. "Endocrine disruption in thicklip grey mullet (Chelonlabrosus) from the Urdaibai Biosphere Reserve (Bayof Biscay, Southwestern Europe)". (2013) Science of the Total Environment 443: 233– 244 (http://www.sciencedirect.com/science/ article/pii/S0048969712013691)

b) Tesis Doctoral Noelia Salgueiro González, junio de 2015 : "Estudio de Disrruptores Endócrinos en el Medio Ambiente",Programa de Doctorado

Química Ambiental y Fundamental,Departamento de Química Analítica, Instituto Universitario de Medio Ambiente,Universidad de Coruña, año 2015.- En este extenso y prolijo trabajo, la tesista incurre en la dosificación habitual de los disruptores endócrinos, específicamente bisfenol A y ftalatos, determinando el riesgo de feminizacion en peces , con la producción de vitelogenina en machos (proteína propia de la hembra) y alteraciones anatómicas que dificultan la procreación, y alerta acerca de la cantidad de químicos que, por distintos mecanismos, llevan al mismo deterioro.

c) En el libro Our Stolen Future,Theo Colborn registra los efectos del vertido de pesticidas volcados al lago Apopka en Florida, estudio realizado por biólogos locales universitarios, descubriendo que las hembras caimanes tenían anomalías en sus huevos y en sus folículos, similares a los efectos de "los hijos del dietiletilbestrol", y los machos con anomalías estructurales, con testículos y penes más pequeños, reducción de niveles de testosterona y aumento de los estrógenos. Este hecho también afectó a las tortugas del lago, algunas con apariencia bisexuada pero incapaces de reproducirse.

d) Estos desórdenes también han sido vistos en los ríos de Inglaterra y Canadá, donde las alteraciones de expresión del fenotipo sexual han sido determinados por los alquifenoles, utilizados como detergentes .Lo mismo podemos decir acerca de los moluscos y gastrópodos estudiados en los mares cercanos a Galica, Cataluña y Huelva. Existen tantos trabajos que determinan los causantes de las anomalías sexuales en peces, moluscos, batracios, caimanes, que quedan fuera, en razón de su extensión.

Llama la atención de los mecanismos de acción de los químicos involucrados, por distintas vías, las mismas causas, y éstos y muchos otros llegan a alterar la normalidad del medio extracelular humano produciendo los serios problemas crónicos que hoy son considerados epidémicos y es llamativo que las autoridades den por sentado que la sal, la falta de ejercicio, la alimentación chatarra, y otros sean el tema de los desvelos de los funcionarios de salud pública mundial y estatales, y no se preste atención a los que realmente pudiera estar sucediendo.

LA SIMILITUD DE LO QUE OCURRE EN LOS ANFIBIOS Y AVES CON LO QUE SUCEDE EN LOS SERES HUMANOS NO ES UNA CASUALIDAD.

Qué son los disrruptores endócrinos? Sustancias químicas que, por varios mecanismos, una vez ingresadas al organismo, actúan como las hormonas naturales, pero provocando la inacción de las naturales, y suplantándolas, y en un momento evolutivo y tiempo determinado en que las naturales no lo hacen, provocando alteraciones en los órganos reproductivos. El modo y mecanismo de acción es variable, suplantando a la hormona, desplazando la misma, incluírse al receptor, o mimetizándola.

Cuáles son ellos? Sólo podemos nombrar los conocidos, en razón de haberse estudiado pocos hasta ahora, pero suficientes para que la lista, en razón de su uso habitual, sea más que riesgosa para el ser humano amén de los seres vivos estudiados: ftalatos, bisfenol A, p-nonilfenol, estirenos, muchos agroquímicos (clordane, clordecone,mirex, trifenilestano,toxafeno,lindano,HBC, linurón,acetoclor, alaclor,maneb, thiram,metam,zineb,vinclozin,atrazina,DDT, tribultilestaño), y los PCBs (contaminantes químicos persistentes) .Existen listados y datos más completos .

En los humanos , de lo que se conoce producen:

-Reducción de la fertilidad.

-Alteración del comportamiento sexual

-Masculinización de hembras

-Feminización de machos.

_Criptorquidia.

-Niveles hormonales anormales en sangre.

-Alteración del comportamiento sexual.

-Modificación del sistema inmunológico.

-Cánceres en órganos reproductores masculinos y femeninos.

-Malformaciones en órgano reproductor

-Alteraciones densidad y estructura ósea.

Efectos posibles en humanos: (ya visto en gran medida en "los hijos del dietiletilbestrol"):

<u>MUJERES HIJAS, HIJOS HOMBRES</u>

Cáncer de mama Pubertad precoz Criptorquidia Cáncer testicular Endometriosis Cáncer vaginal Hipospadias Cáncer de próstata

<u>Muerte embrionaria fetal</u> *Mayor incidencia de cánceres Reducción del número de espermatozoides Reducción del número de espermatozoides*

<u>Malformaciones en la descendencia</u> *Deformaciones en órganos reproductores.*

[Escriba texto]

Problemas en el desarrollo del sistema nervioso central. Bajo peso de nacimiento. Hiperactividad.Problemas de aprendizaje. Disminución del coeficiente intelectual Disminución del nivel de testosterona. Problemas en el desarrollo del sistema nervioso central. Bajo peso de nacimiento. Hiperactividad. Problemas de aprendizaje. Disminución del coeficiente intelectual Reducción de la calidad del esperma. Disminución del nivel de inteligencia. (43)

QUÍMICOS EN LOS ECOSISTEMAS Y EN EL MEDIO AMBIENTE:

<u>"Se detiene a los gángters, a los asaltantes,,se guillotina a los asesinos,se fusila a los déspotas,-o a los acusados de serlos- pero ¿ quién lleva a la cárcel a los</u>

<u>envenenadores públicos que sacan provecho imprudentemente de los productos que les otorga la química de síntesis?"</u>

palabras del Prólogo de Silent Springs de Rachel Carlson, publicado en 1963,de Roger Heim, botánico eminente,en ese entonces Director del Museo de Historia Natural y miembro de la Academia de Ciencias de Francia. Estas palabras, como el mismo libro de Carlson, han sido señeras en lo que respecta al severo problema de los químicos, y en una lucha dispar que aún persiste a pesar del tiempo. El Convenio de Estocolmo sobre Contaminantes Orgánicos Persistentes,del 22 de mayo de 2011,auspiciado por el Programa de Naciones Unidas Para el Medio Ambiente (PNUD),refrendado en Argentina por la Ley 26011 , sancionada en diciembre de 2004,especifica claramente el serio problema de contaminación, alteraciones del medioambiente y ecosistemas, como también la dispersión y bioacumulación que estos contaminantes producen afectando la salud de los habitantes del Ärtico. (44) Estos se refieren a lo que se llamó luego "la sucia docena", y remarca el Convenio a: aldrin, bifenilos policlorados, clordano, DDT, dieldrin, endrin, heptacloro, hexaclorobenceno, mirex, toxafeno, dioxinas y furanos. Ocho de ellos son pesticidas. Las dioxinas, 97 reconocidas como altamente tóxicas, las PCDD (policlorodibenzo-p-dioxinas), la más estudiada la TCDD (2,3,7,8 tetracloro dibenzo-p-dioxina), por lo general subproductos de procesos industriales(blanqueo de pasta de papel, en la producción de pesticidas).

Los furanos, semejantes a las dioxinas (PCDF), 35 compuestos de las mismas fuentes de generación, persistentes, acumulables en el tejido graso y con la característica de la bioacumulación. Persisten en el aire, aguas, y contaminan aves, peces, incluídas las ballenas. Se usan en lacas, agroquímicos, estabilizantes y en farmacia.

El bifenil policlorado (PCB) es un conjunto de bifenilclorados muy utilizados.Su uso más conocido es como refrigerante en estaciones trasnformadoras de energía eléctrica (ya prohibidos), y usos variados en industrias. Se han diseminado en el ambiente, Se han encontrado en leche y derivados, en tejido graso de humanos y animales,en cerebro e hígados. Uno de los más nocivos, cancerígenos.

En año 2007, el Convenio de Estocolomo amplió de de 12 a 17 los tóxicos a prohibir,ingresando a la lista a :

retardantes de llama como el pentabromodifeniléter y hexabromobifenilo; pesticidas como el lindano y clordecona, surfactantes y antiadherentes como los perfluorooctosulfonatos (PFOS).

<u>*El caso de las mariposas monarca:*</u>

Este caso , observado por la peculiaridad asombrosa de estas mariposas que modificando su ciclo vital, llegan a viajar más de cuatro mil kilómetros de distancia desde EE.UU y Canadá a las costas del Atlántico y en gran mayoría hacia México para luego regresar, ha puesto un pilar en cuanto a las alteraciones que producen herbicidas como el Roundup (glifosato de Monsanto). El hecho de que en fase oruga estos seres vivos se alimentan solamente del algodoncillo o asclepias, y que crecen en las mismas zonas donde se cultiva hoy en gran parte maíz transgénico, esto ha llevado a una disminución franca de este algodoncillo por su fragilidad ante el insecticida y la población de las mariposas monarcas ha sufrido una merma, desde 1993, que se las observa, en prácticamente a la mitad, lo que ha obligado a que la autoridades obliguen a los cultivadores planten algodoncillo en los alrededores, cerca de las cunetas y un mejor manejo de los agroquímicos.

Zonas rurales "sin aves": Rachel Carlson describe , y a ello el "silencio", la prácticamente ausencia de aves en los alrededores de Hinsdalle, Illinois, por el DDT, y confirmado por estudios de cerca de 1950 que ello sucedía en varias zonas y también en Europa, donde se hablaba del "diluvio de pájaros muertos" en las cercanías de los cultivos donde se utilizó el DDT. Menciona muchos casos donde la vida de muchas especies entran en riesgo de extinción. Ello quizás hubiese bastado para el alerta hacia los pesticidas, y con el antecedente del agente naranja, pero no quiso verse o no les ha importado a los fabricantes.

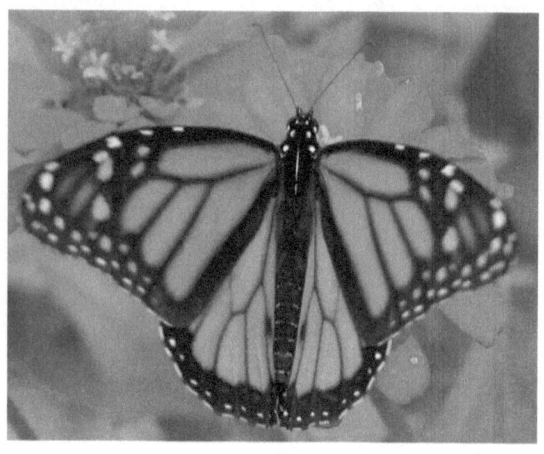

MARIPOSA MONARCA

ALGODONCILLO- ASCPLEPIAS

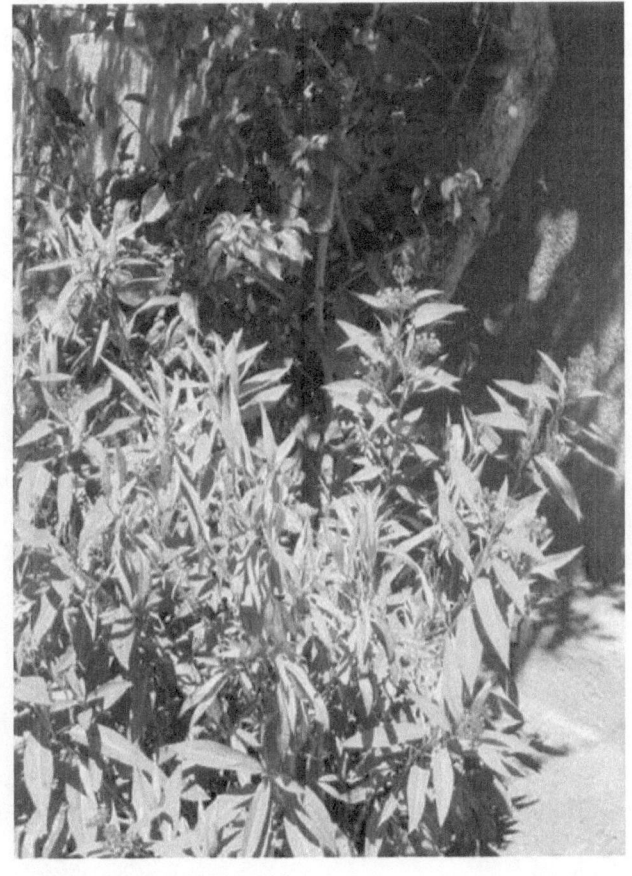

El desastre de Seveso

A mediados de 1976, el incendio de la planta que en esos momentos producía el herbicida 2,4,5 T, comenzó a eliminar un subproducto TCDD, la dioxina conocida como el químico más mortífero producido por el hombre , de tal modo que 80 gramos en el agua de bebida de una planta de cuatro millones de habitantes puede matar a todas las personas .La nube tóxica, produjo la muerte de más de tres mil animales, se sacrificaron cerca de ocho mil, cientos de habitantes con severos problemas y muertes, abortos .Treinta años después del cloracné, la afeccion más seria y difundida en la zona, aún persisten afecciones en el sistema inmunitario,nervioso y cardiovascular de los habitantes del lugar. Hubiese sido bastante para acabar con esto.

La masacre de Bophal

El 3 de diciembre de 1984, una fábrica india de Union Carbide, productora de cinco mil toneladas anuales de sevin, insecticida compuesto por fosgeno y monoetilamino, que, mezcladas, producen isocianato de metilo (MIC), que se descompone luego en ácido cianhídrico. El MIC es la base de producción del sevin. Una falla, produce esa madrugada una explosión de una cuba con 42 toneladas de MIC. El número de muertes, miles al principio (Union Carbide estimó en 3.500 iniciales), hasta hoy llevan más de veintinco mil (una guerra?) y sus hijos padecen de severas lesiones físicas y neurológicas. La lucha sigue, aunque hoy con Dow Chemical, su nuevo dueño, y en un pueblo y fábrica abandonados a su destino. Nadie ha pagado más daños, sólo una especie de contribución de unos pocos millones de *parte empresarial, que no ha cubierto los daños de los afectados.*

Hubo muchas más historias paralelas en el tiempo y posteriores, pero nada paró la producción de estos elementos que ya se sabían nocivos no sólo para los insectos y las hierbas, sino para todos, y su diseminación en el planeta persiste y aumenta, afectando no sólo especies vivas, sino ecosistemas completos.

<u>Mortandad de abejas(45):</u>

El conocimiento de que los neonicotinoides son altamente tóxicos para las abejas ha alertado a muchos acerca de su utilización. En diciembre de 2017 en España se vió una gran mortalidad de éstas por esta causa. En marzo de este año (2108), en la zona de Traslasierra, Córdoba,Argentina, se ha calculado una mortandad puntual de cerca de 78 millones de abejas, de las cuales aún se busca su causa (interrogante o silencio?) Estos pequeños insectos intervienen en la polinización de las plantas de nuestros cereales en un promedio de 74 %. Tan importante, que hay granjeros europeos que pagan a los apicultores para polinizar sus campos frente a la franca disminución en muchos lares. La prohibición de algunos en Europa al menos es algo, pero indica de nuevo la perversidad del negocio de los agroquímicos, que alteran los ecosistemas y el mdio ambiente sin permiso alguno y sin costos.

La Ecotoxicología, nacida de la separación de la toxicología ambiental, como parte de la toxicología general, surge a partir de la obra señera de Carlson, Silent Spring, y que estudia el efecto de los químicos tóxicos sobre los seres vivos, y en los ecosistemas. Por contaminación terrestre, hídrica o atmosférica.. Lo que vemos, a través de los años, el aumento de la complejidad en el estudio de los problemas, y a pesar de ello y los que dicen "esforzarse" como las Naciones Unidas, son solamente paliativos de conciencia, pero se continúa agravándo el grave problema de la contaminación planetaria. Los estudios indican que no hay ecosistemas en los que los químicos producidos por el hombre no hayan intervenido; y sus alteraciones pueden o no ser evidentes, como pueden serlo en las mariposas monarca o las abejas, pero estudios del suelo subacuático de lagos, ríos y mares descubren siempre la contaminación en seres vivos , y vemos también que las lombrices son tomadas hoy como un medio de estudio en los procesos de bioacumulación, en razón de que los productos tóxicos de un modo ú otro regresan en la cadena alimentaria.

Uno podría extenderse hasta el cansancio, pero no hace mella alguna una mayor amplitud en la descripción si no hay modo de revertir en serio el daño no sólo ambiental, sino general en el planeta que nos sostiene y donde vivimos. De continuar, nada hace predecir mejor la posibilidad de extinción como especie dado el aumento progresivo de la contaminación.

*Se persiste en nuevos autos, nuevos modelos de mobiliario, en los envases plásticos , en todo aquello que ya se conoce su toxicidad, pero ni a las autoridades ni a la salud pública internacional y local parece preocuparles. Al contrario, hoy se fomenta la"**sana alimentación**_"¨para evitar la comida chatarra, como elemento que disminuirá* *las enfermedades crónicas (ENCT), sabiendo que los promedios de agroquímicos en las frutas y verduras son alarmantes, y con la alta posibilidad no sólo de fracaso como prevención, sino como un probable fomento a un aumento de los problemas. O se oculta premeditadamente la culpabilidad de los tóxicos o pecan de una alta y presunta inocencia. Sabemos las presiones de las multinacionales, pero es la especie humana la que está en juego. Vale más todo el dinero que la especie humana?, Uno se alarma, pero también sabemos que existen grandes inversiones para la búsqueda de habitabilidad en otros planetas, curioso, no?.*

NOTAS DESDE LA TRINCHERA DE ENFRENTE

[Escriba texto]

(<u>Nota</u>: .Bibl.alfabética al final)

*1.- En el año 2012, en el Barrio Ituzaingó Anexo de Córdoba, compuesto por unos cinco mil habitantes, se alcanza a sumar la friolera de 200 cánceres, más malformaciones congénitas, daños neurológicos, muertes fetales. La única "casualidad" es que frente al barrio, era zona de campo, donde se fumigaba con frecuencia, y terminaban aspirando el agrotóxico. Luego de años de luchas, en abril de 2015, la justicia les da la razón, impidiendo continuar con la eliminacion de los agrotóxicos en la zona **(46)**.*

2.- En Pozo Borrado, Departamento Tostado de la Provincia de Santa Fe, en abril de 2015 se afectan de parálisis en los miembros cincos jóvenes y un menor, el mayor se repone en 48 horas, el *adolescente en 4 días y más de una semana en silla de ruedas la menor de cerca de doce años. Desde las autoridades de Salud provincial se inculpa a un microbio en el agua, a sabiendas de que se trabaja en la zona con agroquímicos y cuya agua beben los lugareños. Ningún estudio desde la salud pública para determinar la real causa; la inacción del ministerio no parece ser casualidad, así como el presunto ocultamiento de las autoridades gubernamentales **(47)***

*3.- En el años 2015 se investigan el agua y lecho de los rios Paraná y Paraguay, donde se encuentran endosulfán, cipermetrina y colorpirifós. Nada parece hacer mella en las autoridades, ninguna provincia ni los estados parecieron anoticiarse de la seriedad de lo estudiado hasta la fecha **(48)**.*

4.- Una noticia poco difundida:

Confirmado: Los peces mueren por los agrotóxicos y no por la temperatura del agua (49) En febrero de 2018, Gabriel Link, autor de la nota en la web contrapoder.com denunciaba que la muerte de millones de peces en vairas provincias argentinas, pertenecientes a las cuencas de los ríos Paraná y Paraguay, se debía a los agrotóxicos que provienen de plantaciones linderas a dichos ríos y los arroyos que los alimentan,y no a "la temperatura del agua" o el cambio climático, tal como, a través de los medios periodísticos corporativos, intentaba engañar el gobierno de Mauricio Macri al pueblo argentino.

" Afirmábamos que Monsanto y compañía siguen envenenando las tierras

con sus productoss, mientras que lass fuertes lluvias y las crecidas de los ríos se encargan de acercar ese veneno a los cauces de los arroyos."

La sabiduría de los lugareños explica algo que en realidad es sentido común; la terrible mortandad de peces se observó en los primeros días de febrero tuvo que ver conque la creciente de los ríos coincidió con el reciente abonado de las tierras y repetinamente el envenenamiento se potenció, llevando a los arroyos y ríos cantidades de agrotóxicos insoportables para la vida de diversas especies ictícolas.

Días pasados, El Foro Ambiental dio a conocer un nuevo estudio del Conicet, explicando una presencia alarmante de agroquímicos y metales pesados en la cuenca del Paraná. El biólogo Damián Marino, investigador del propio Conicet y Profesor de la Facultad de Ciencias

Exactas de la Universidad Nacional de La Plata, reveló que "en el tramo superior de la cuenca hay concentraciones de distintos insecticidas de uso agrícola, mientras desde la cuenca media hacia abajo existe una concentración múltiple con algunos metales y principalmente con glifosato. Son los sitioss más afectados. El glifosato es una molécula dominante. El Paraná está en problemas", reasltó Marino. También dijo que " si se toman en cuenta los parámetros internacionales, las muestras superan por amplio margen los niveles tolerables con respecto al endosulfán, prohibido en la Argentina desde 2013, y sus posteriores reemplazantes: cloropirifós y cipermetrina."

Marino explicó que si bien hubo en el mundo un decaimiento del 52 % en las espoecies ictícolas, en América Latina ese valor llega al 80 %. " No es que hay menos especies, sino que los grupos poblacionales son más chicos", y trasladando la experiencia cotidiana explica que "la gente puede observar la presencia de menos cantidaddes de ranas y de peces" en nuestros ríos.

También menciona que "las aguas de los

ríos San Lorenzo; Saladillo,y Pavón tienen sedimentos con concentraciones superiores que provocan efectos letales en organismos, en tanto en la cuenca alta se detectaron implicancias subletales y alteraciones en el crecimiento vinculadas a altos niveles de plaguicidass". Mirando los resultados, veíamos queel glifosatro estaba pegado en partículas en suspensión o formando parte del sedimento. A partir de lacuenca media empezaba a aumentar la concentración. Y cuando llegaba a la altura del Rio Luján, había aumentado mucho". " Los niveles de glifosato más AMPA, el metabolito en la degradación del glifosato, hallados en la cuenca del río, son unas cuatro veces las concentraciones que pueden enciontrarse en un campo de soja."

5.-El mercado mundial de alimentos orgánicos supera los 81,6 billones de dólares, informa el anuario estadístico " The World of Organic Agriculture" 2017,cuando en el 2000 había llegado a los 17,9 billones, y sigue en aumento. El mayor mercado lo tiene Estados Unidos, siguiéndole Alemania,Francia y China. Tras de ellos, Canadá, Gran Bretaña, Italia, Suiza, Suecia y España. (50)

Las hectáreas cultivadas de modo orgánico han llegado a 50,9 millones en el 2017. Oceanía tiene un 25 % de tierras cultivadas orgánicamente, a la par de Europa. América Latina un 13 %. En proporción de tierras, Liechtenstein (30,2 %), Austria(21,3 %) y Suecia(16,9 %), son los países con mayor proporción en relación a sus tierras cultivables.(51)

En cuanto a los productores, en 2015 había nos 2,5 millones de cultivadores orgánicos. India ,Etiopía y México son los de mayor concentración.(51)

6.-En cuanto al consumo de alimentos, en el años 2016, se publica un ránking de los diez países con habitantes más consumidores:

a) Suiza, 274 euros por persona/año. b)Dinamarca: 227 euros. c) Suecia 197 euros, d) Luxemburgo 188 euros, e)

Austria, 177 euros , e) Liechenstein 171 euros, f) Estados Unidos 121 euros, g) Alemania 116 euros, h) Francia 101 euros, i) Canadá 83 euros. .

7.- *La Argentina, segunda en el mundo en produccion orgánica certificada, según informe de la F.A.O. del 2017, ocupando el segundo lugar después de Australia, con 3,1 millones de hectáreas cultivadas orgánicamente. También informa que Estados Unidos importa más maíz y soja orgánicos, coo también mayor demanda de prodductos cárnicos y lácteos orgánicos.(52)*

8.- *Europa prohibe el uso de Glifosato y peligran exportaciones argentinas por 84.000 millones de pesos. Los países que no apoyan el uso y de todos modos lo prohibirán localmente son Bélgica, Francia e Italia. Luxemburgo celebra la medida.(53). Sin embargo, tras el cambio* *de la postura de Alemania (Bayer-Monsanto), y por ese voto, se prorrogó la licencia por cinco años más. Hubo lucha, postura por un solo voto. España a favor del uso, Francia tratará de al menos no hacerlo en su país.*

9.-El minicipio de Gualeguaychú,Entre Ríos, ha prohibido el uso del glifosato, entre otras ocho ciudades, tras una ordenanza en la que el concejal Pablo Delmonte señaló que "quedó acreditado que el glifosato tiene presencia química y consecuencias para la salud humana, que se tralsada por viento y agua, y tiene razonabilidad la prohibición." **(54).**

10.-El SENASA, mediante Resol.149/2018 del mes de mayo, prohibe la utilización del diclorvós y triclorfós en el agro (ya clasificadoss por OMS como probables cancerígenos), aunque otorga un plazo de seis meses para tal medida.(55)

11.-Fallos judiciales en Santa Fe, Argentina, favorables a los ciudadanos:

Fallo San Jorge: El Jusgado Civil, Comercial y Laboral No.11 de San Jorge, em marzo de 2009, sentó las bases, haciendo lugar a un amparo y ordena la suspensión inmediata de las fumigaciones cercanas a dos barrios. Los productores, el municipio y el Ministerio de la Producción de la Provincia de Santa Fe apelan la medida, y en el 2010 la Sala II de la Cámara de Apelaciones ratifica la sentencia y ordena que la Universidad Nacional del Litoral y la Provincia demuestren en un período de seis meses que los agroquímicos no son perjudiciales para la salud. Es decir, por primera ves la demostración de la prueba estaba a cargo de los productores que los utilizan o la empresa vendedora. La lectura completa del fallo no tiene desperdicios.(56)

En María Juana, en el año 2012 se prohibe por ordenanza municipal la fumigación cercana y se amplía la missma en 2016. En el 2016, la localidad es visitada y encuestada por alumnos y médicos de la Facultad de Ciencias Médicas de la Universidad Nacional de Rosario, donde hallan que el cáncer es la principal causa de muerte en la localidad, y duplica la tasa media nacional. Hubo más casos en la provincia, con marchas y contramarchas. En muchas localidades de varias provincias de la Argnetina viene sucediendo lo mismo, respecto a los problemas sanitarios serios de los habitantes, y en pocas localidades al menos se ha logrado proteger en parte a los mismos con ayuda de concejales y de parte de la justicia, y en ninguna parte los estados provinciales han estado a favor, pese a la veracidad de los hechos. Por el contrario, en los tribunales han apelado las medidas judiciales.(57)

*12.-En "Argentina Investiga",blog de divulgación científica de la Universidad Nacional del Nordeste,del 20/10/2014, una nota acerca de agroquímicos **(58)** ,el bioquímico Raúl Horacio Lucero manifiesta que" El modelo de producción agropecuaria es un enorme problema de salud pública", ha trabajado con el Dr.Andrés Carrasco, y ha documentado casos de focomielia, sindactilia,acortamiento de miembros, aplasia ósea, imperforación anal, hipertrofia del clítoris. Ha realizado estudios de genotoxicidad, y en todos los casos provenientes de familias agrícolas o trabajadores y familiares. Expone el estudio del Dr.Carrasco; también el estudio de la Dra. Fernanda Simoniello, de la Universidad Nacional del Litoral con biomarcadores genéticos de* *inmunidad en estos pacientes relacionados con los plaguicidas. Gladys Trombotto del Hospital Universitario de Córdoba, estudia los problemas de autoinmnidad y su aumento en relación a los plaguicidas, y observa un crecimiento exponencial en la última década, relacionado con el aumento de la utilización de los mismos. Se remite al " Informe Sobre Cáncer en Córdoba, 2004-2009"realizado por la Provincia y remitido a la Legislatura provincial, donde llama la atención sobre los fallecimientos, de alta tasa, y con quince investigaciones previas, determinan que las personas expuestas padecen más cáncer y poseen daños genéticos.*

Una excusa de alimentar al mundo, en un país sojero que exporta para alimento del ganado extranjero, y con ese arguumento esconde el gran negocio agrario. Un veneno no se maneja mal, simplemente no debe utilizarse; demasiadas demostraciones al respecto.(59)

13.-Un dictamen de la Defensoría del Pueblo,Res.147/10, del 12/11/2010, con recomendaciones a la Secretaría de Agricultura de la Nación, a fines de modificar la metodología de clasificación de la toxicidad de los agroquímicos, y pidiendo se estudien todos los daños a la salud que el producto pueda ocasionar, efecto letal y subletal, aguso y crónico. Asimismo, solicita rotular a aquellos no investigados aún , como "sumamente peligroso-muy tóxico", solicitando que los estudios sean realizados por entidades de acreditada y reconocida independencia de criterio. Nada ha cambiado para bien, pero esto debe dejarse asentado como un precedente de que existen quienes se preocupan concientemente de los riesgos vitales de las personas.(59)

BOTONES DE MUESTRA DE SUPUESTA "ALIMENTACIÓN SALUDABLE":

14.- *Diario El Federal*, *"El Estado Argentino reconoce que frutas y verduras a la venta vienen con agroquímicos. Expedientes del SENASA detallan operativos en los que se constatan partidas fumigadas con hasta 22 pesticidas, puestas a la venta en el Mercado Central porteño y sus pares de Mar del Plata y La Plata. Productos contaminados a niveles dramáticos".*

Por pedido legal, la ONG Naturaleza de Derechos accedió a documentos del Servicio Nacional de Sanidad y Calidad Agroalimentaria (SENASA) que detallan operativos en los que se constataron partidas de frutas y verduras fumigadas con hasta 22 pesticidas, las cuales se encuentran a la venta en los mercados centrales de Buenos Aires, Mar del Plata y La Plata.

Estos documentos fueron acercados al periodista **Patricio Eleisegui,** *cuyo artículo compartimos a continuación: Casi el 98% de las partidas de peras ofertadas entre 2011 y 2013 en el Mercado Central de Buenos Aires y sus similares de La Plata y General Pueyrredón -Mar del Plata- dieron positivo en 20 variedades de insecticidas y fungicidas.*

Prácticamente el 93% de las muestras de apio monitoreadas en los mismos puntos evidenciaron restos de 16 agroquímicos. Más del 91% de las mandarinas que se comercializaron por entonces en estos también centros de distribución presentaron trazas de otros 16 pesticidas.

Las manzanas, otro ejemplo: el 85% de la fruta reveló presencia de 22 tipos de insecticidas, fungicidas y acaricidas. El 76,6% de las muestras de frutilla expuso restos de 17 plaguicidas. De un total de 27 frutas, verduras y producciones similares relevadas, sólo 4 variedades dieron 0 en contaminación: cebolla, batata, yerba mate y almendras.

Ya en 2016, una experiencia similar -aunque asentada de otra manera en distintos expedientes- fue más allá: ubicó que el 65,4% de las partidas de apio puestas a la venta en los mismos sitios contenía concentraciones de, principalmente, insecticidas y fungicidas por encima de los LMR (Límites Máximos de Residuos) que fija la normativa vigente en la Argentina para este tipo de alimentos.

En total, se constató la presencia de 21 agroquímicos sólo en ese producto, entre ellos el insecticida endosulfán, de uso prohibido en la Argentina desde mediados de 2013. En la zanahoria, el 62,5% de las muestras analizadas dio un resultado similar -6 principios activos, divididos entre insecticidas y fungicidas-.

El pimiento no fue la excepción: el 50% de las muestras reveló una concentración de tóxicos que viola las pautas legales. Se ubicaron 3 pesticidas. En el caso de la frutilla, el 41,6% de la fruta analizada entre 2014 y 2016 también arrojó como resultado una contaminación superior a lo fijado por los LMR. Diecisiete agroquímicos detectados. De 34 productos monitoreados, apenas 8 se ubicaron dentro de lo permitido. O sea, respetando los límites prefijados. Eso sí, estos últimos expedientes no aclaran si en aquellos casos en los que no se violaron los LMR se detectaron o no trazas de agroquímicos en la fruta y la verdura.

En concreto, los resultados revelan que el Estado argentino sabe que prácticamente el total de las frutas y verduras que se comercializan en el país se encuentra de alguna forma contaminado con agroquímicos.

"Los datos forman parte de la respuesta de SENASA a un pedido de registros de controles que se hayan llevado a cabo en los últimos 5 años en el Mercado Central y los regionales de La Plata y Pueyrredón. La realidad es que se trata de información contundente aunque incompleta: SENASA en ningún momento aclara las cantidades ubicadas en cada producto y qué decisión tomó

respecto del destino de tanta fruta y verdura contaminada", comentó Fernando Cabaleiro, abogado y titular de Naturaleza de Derechos.

"Las planillas que entregó el organismo corresponden a controles en 2013 y 2016. Y varían en la forma en que se asentaron los datos. En la primera experiencia SENASA expuso en detalle todos los casos positivos de contaminación. Ya en el trabajo de 2016 se cuidó y sólo mencionó a aquellos que superaron los límites permitidos. Nunca precisó si igual ubicó agroquímicos en las frutas y verduras que no violaron la pauta de toxicidad establecida", agregó.

Según Cabaleiro, los datos fueron entregados sólo cuando Naturaleza de Derechos dio un plazo con promesa anticipada de acción legal en caso de ser incumplido. "Acá es el propio Estado el que reconoce que las frutas y las verduras llegan a los mercados totalmente contaminadas. Igualmente, el SENASA contestó con información parcial, muy mal elaborada. Eso expone que hay un desinterés del mismo organismo respecto de lo que ocurre", dijo a este periodista.

Una muestra de las variedades envenenadas y los agroquímicos detectados:

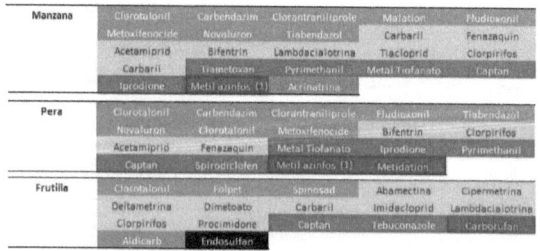

[Escriba texto]

Mandarina	Malation	Carbendazim	Tiabendazol	Orto fenil fenol	Dimetoato
	Clorpirifos	Imazalil	Carbaril	Pyraclostrobin	Imidacloprid
	Procloraz	Difenoconazole	Aroxistrobina	Pyrimethanil	Pirimicarb
Rucula	Carbendazim	Clorotalonil	Spinosad	Cipermetrina	Clorpirifos
	Deltametrina	Dimetoato	Procimidone	Imidacloprid	Lambdacialotrina
	Abamectina	Metamidofos (1)	Diazinon	Endosulfan	DDT
Lechuga	Spinosad	Clorpirifos	Lambdacialotrina	Dimetoato	Cipermetrina
	Bifentrin	Deltametrina	Imidacloprid	Procimidone	Tebuconazole
	Tiametoxan	Metamidofos (1)	Metomil	Endosulfan	
Apio	Clorotalonil	Clorpirifos	Cipermetrina	Deltametrina	Dimetoato
	Lambdacialotrina	Imidacloprid	Procimidone	Abamectina	Carbofuran
	Metamidofos (1)	Diazinon	Endosulfan		
Uva	Tiabendazol	Carbendazim	Fludioxonil	Cyprodinil	Pyraclostrobin
	Imidacloprid	Pirimifos Metil	Metalaxyl	Clorpirifos	Pyrimethanil
	Iprodione	Aroxistrobina	Hexaconazole		

Maiz	Clorpirifos	Clorpirifos Metil	Pirimifos Metil	Deltametrina	Diclorvos
	Endosulfan				
Durazno	Bifentrin	Clorpirifos	Cipermetrina	Lambdacialotrina	Iprodione
Papa	Imidacloprid	Dimetoato	Clorpirifos		
Girasol	Pirimifos Metil	Diclorvos	Endosulfan		
Soja	Clorpirifos	Deltametrina	Cipermetrina		
Arroz	Clorpirifos Metil	Diclorvos	Endosulfan		
Garbanzos	Fenitrotion	Deltametrina			
Cebada	Deltametrina	Clorpirifos Metil			
Zanahoria	Clorpirifos				
Naranja	Tiabendazol	Carbendazim	Orto fenil fenol	Malation	Imazalil
	Procloraz	Pyraclostrobin	Clorpirifos	Pyrimethanil	Aroxistrobina
	Difenoconazole				
Tomate	Carbendazim	Abamectina	Acetamiprid	Bifentrin	Cipermetrina
	Clorpirifos	Lambdacialotrina	Tebuconazole	Tiametoxan	Endosulfan
Limon	Carbendazim	Tiabendazol	Orto fenil fenol	Procloraz	Imazalil
	Carbaril	Clorpirifos	Dimetoato	Pyraclostrobin	Pyrimethanil
Acelga/Espinaca	Carbendazim	Cipermetrina	Clorpirifos	Dimetoato	Deltametrina
	Lambdacialotrina	Diclorvos	Metamidofos (1)	Endosulfan	
Trigo	Pirimifos Metil	Cipermetrina	Deltametrina	Clorpirifos Metil	Fenitrotion
	Diclorvos	Endosulfan			
Banana	Tiabendazol	Bifentrin	Carbaril	Clorpirifos	Imazalil
	Pyrimethanil				

[Escriba texto]

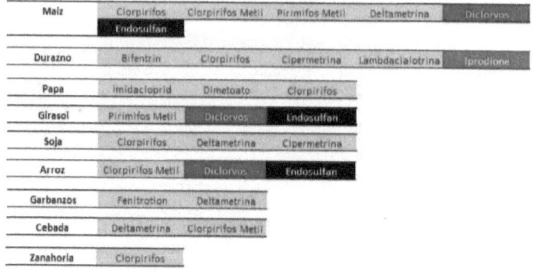

[Escriba texto]

PERÍODO 2011/2013:

≡ senasa

Período 2011/2013

Producto	Total muestras	No detectados	Detectados	Sustancias detectadas
Maíz	355	215	86	Clorpirifos; Clorpirifos Metil; Pirimifos Metil; Deltametrina; Diclorvos; Endosulfan
Soja	166	162	4	Clorpirifos; Deltametrina; Cipermetrina
Trigo	173	93	73	Pirimifos Metil; Diclorvos; Cipermetrina; Deltametrina; Clorpirifos Metil; Pirimifos Metil; Endosulfan; Fosfotrion
Girasol	286	277	9	Pirimifos Metil; Diclorvos; Endosulfan
Cebada	22	20	2	Deltametrina; Clorpirifos metil
Arroz	142	132	10	Clorpirifos metil; Diclorvos; Endosulfan; pirimifos metil
Garbanzos	57	55	2	Fenitrotion; deltametrina
Cebolla	50	50	0	
Batata	19	19	0	
Zanahoria	13	12	1	Clorpirifos
Yerba mate	90	90	0	
Almendras	133	133	0	
Acelga/ Espinaca	152	116	36	Cipermetrina; Endosulfan; Lambdacialotrina; Clorpirifos; Metamidofos; Diclorvos; Clorpirifos; Deltametrina; Dimetoato; Carbendazim
Lechuga	157	104	53	Clorpirifos; Lambdacialotrina; Dimetoato; Endosulfan; Cipermetrina; Metamidofos; Bifentrin; Deltametrina; Imidacloprid; Metomil; Procimidona; Spinosad; Tebuconazole; Tiametoxan
Apio	14	1	13	Abamectina; Carbendazim; Carbofuran; Cipermetrina; Clorotalonil; Clorpirifos; Deltametrina; Diazinon; Dimetoato; Endosulfan; Imidacloprid; Lambdacialotrina; Metamidofos; Procimidona; Spinosan; Tebuconazola
Tomate	82	46	36	Abamectina; Acetamiprid; Bifentrin; Carbendazim; Cipermetrina; Clorpirifos; Endosulfan; Lambdacialotrina; Tebuconazole; Tiametoxan
Rucula	24	14	10	Abamectina; Carbendazim; Cipermetrina; Clorotalonil; Clorpirifos; DDT; Deltametrina; Diazinon; Dimetoato; Endosulfan; Imidacloprid; Lambdacialotrina; Metamidofos; Procimidona; Folpet

senasa

SERVICIO NACIONAL DE SANIDAD Y CALIDAD AGROALIMENTARIA

Frutilla	30	7	23	Abamectina; Aldicarb; Captan; Carbaril; Carbofuran; Cipermetrina; Clorotalonil; Clorpirifos; Deltametrina; Dimetoato; Endosulfan; Folpet; Imidacloprid; Lamdacialotrina; Procimidona; Spinosad; Tebuconazole
Papa	60	57	3	Imidacloprid; Dimetoato; Clorpirifos
Manzana	237	34	203	Acetamiprod; Azinfosmetil; Clorantraniliprole; Bifentrin; Captan; Carbaril; Clorantraniliprole; Clorpirifos; Fenazaquin; Fludioxonil; Lamdacialotrina; Iprodiona; Malation; Metil salixto; Metil tiofanato; Metoxifenocide; Novaluron; Pirimetanil; Tiabendazol; Tiacloprid; Tiametoxam
Pera	309	7	302	Acetamiprid; Bifentrin; Carbendazim; Captan; Clorantraniliprole; Clorpirifos; Clorotalonil; Fenazaquin; Fludioxonil; Iprodiona; Metil Azinfos; Meclation; Metil Tiofanato; Metoxifenocide; Novaluron; Pirimetanil; Spirodiclofen; Tiabendazol; Tiacloprid; Tiametoxam
Uva	99	45	54	Cipradinil; Carbendazim; Iprodiona; Azoxistrobina; Clorpirifos; Fludioxonil; Hexaconazole; Imidacloprid; Metalaxyl; Pirimifos Metil; Piraclostrobin; Trifloxistrobin
Limon	143	8	135	Carbendazim; Carbaril; Orto fenil fenol; Clorpirifos; Dimetoato; Imazalil; Procloraz; Piraclostrobin; Pirimetanil; Tiabendazol
Mandarina	288	24	264	Azoxistrobina; Carbendazim; Carbaril; Clorpirifos; Difenoconazole; Dimetoato; Imazalil; Imidacloprid; Malation; Orto fenil fenol; Pyrimetanil; Pirimicarb; Procloraz; Piraclostrobin; Pirimetanil; Tiabendazol
Naranja	68	11	57	Azoxistrobina; Carbendazim; Orto fenil fenol; Clorpirifas; Difenoconazole; Imazalil; Malation; Procloraz; Piraclostrobin; Pirimetanil; Tiabendazol
Durazno	74	58	16	Iprodiona; Bifentrin; Clorpirifos; Cipermetrina; Lambdacialotrina
Banana	122	109	13	Bifentrin; Carbaril; Clorpirifos; Imazalil; Pirimetanil; Tiabendazol

PERÍODO 2014/2016

B) Período 2014/2016

Producto	2014	2015	2016	Total muestras	NC	Sustancias detectadas
Maíz	0	26	23	49	0	Clorpirifos, Cipermetrina, Permetrina Metil, Deltametrina, Diclorvos-Endosulfán, Gamma-endosulfán, Difenamid, Endosulfán, Diclorocarbenceno, Pyrediacarb
Soja	0	23	17	30	0	Fenitrotion, Deltametrina
Legumbres	0	0	9	9	0	Fenitrotion, Deltametrina
Cebolla	1	14	9	24	3	Acefato, Clorpirifos, Acetamiprid, Acetato, Fludioxonil
Zanahoria	0	0	8	8	5	Acefato, Clorpirifos, Clorotalonil, Tebuconazole, Pirimicarb, Procimidone
Zapallo	0	14	9	23	0	
Papa	0	37	9	46	0	Imidacloprid, Clorotalonil, Clorpirifos
Acelga/ Espinaca	28	109	97	234	27	Abamectina, Metamidofos, Carbendazim, Carbofuran, Clorantraniliprole, Clorpirifos, Ciazofamid, Cipermetrina, Difenoconazole, Dimetomorf, Fipronil, Lambdacihalotrina, Clorpirifos, Metomil-Metilo, Metalaxil, Oxamil, Pirimicarb, Procimidona, Propiconazole, Tebuconazole
Achicoria/ Alcachofa	0	1	3	4	0	
Lechuga	93	103	67	153	47	Abamectina, Acetamiprid, Carbendazim, Clorantraniliprol, Clorpirifos, Cipermetrina, Deltametrina, Metomil, Difenoconazole, Difenoconazol, Endosulfan, Fipronil, Imidacloprid, Metalaxil, Procimidone, Pirimicarb, Propiconazole, Tebuconazole, Tiametoxam, Fenitrotion y otros
Ajo	0	23	28	51	16	Abamectina, Azoxistrobina, Carbendazim, Clorpirifos, Cipermetrina, Diazinon, Imidacloprid, Lambdacialotrina, Metomil, Pirimicarb, Piridaben, Tebuconazole
Tomate	13	39	42	94	8	Abamectina, Acetamiprid, Dimetil, Clorantraniliprole, Clorpirifos, Cipermetrina, Imidacloprid, Lambdacialotrina, Tebuconazole, Tiametoxam
Pimiento	0	0	6	6	3	Acetamiprid, Carbendazim, Imidacloprid
Pomelo	15	25	19	59	10	Azoxistrobina, Carbendazim, Cipermetrina, Clorotalonil, Clorpirifos, 2,4-D, Deltametrina, Metomil, Dimetomorf, Endosulfán, Imidacloprid, Lambdacialotrina, Metalaxil, Metamidofos, Procimidone, Tebuconazole
Frutilla	5	42	1	48	25	Abamectina, Azoxystrobin, Captan, Carbendazim, Clorantraniliprole, Clorpirifos, Clorotalonil, Deltametrina, Metomil, Dimetoato, Endosulfán, Fluopiram, Fosfamidón, Lambdacialotrina, Procimidone, Pirimicarb, Tebuconazole
Manzana	35	94	34	163	8	Acetamiprid, Azinfosmetil, Azoxystrobin, Carbendazim, Clorotalonil, Captan, Carbaril, Diazinon, Clorpirifos, Permetrina, Fludioxonil, Lambdacialotrina, Imazalil, Imidacloprid, Iprodione, Metamidofos, Metomil, Metalaxil, Miclobutanil, Pirimicarb, Fosmet, Metamidofos, Thiabendazole, Tiametoxam
Pera	124	135	54	313	3	Acetamiprid, Azinfosmetil, Azoxystrobin, Captan, Clorantraniliprole, Clorpirifos, Carbendazim, Fenbuconazole, Fludioxonil, Imidacloprid, Imazalil, Iprodione, Metomil, Metamidofos, Metalaxil, Miclobutanil, Pirimicarb, Spinetoram, Trifloxistrobin, Tebuconazole, Thiabendazole
Uva	26	33	22	81	0	Cipermetrina, Carbendazim, Imazalil, Metamidofos, Clorpirifos, Fludioxonil, Fosmet, Iprodione, Iprovalicarb, Metalaxil-M, Miclobutanil, Piraclostrobin, Trifloxistrobin
Limón	40	47	72	159	3	
Mandarina	242	109	51	302	21	2,4-D, Abamectina, Captan, Cipermetrina, Carbendazim, Carbaril, Clorpirifos, Dimetomorf, Fludioxonil, Fosmet, Imazalil, Imidacloprid, Iprodione, Oxamil, Metamidofos, Metamidofos, Metil-Tiofanato, Pyraclostrobin, Thiabendazole, Pirimicarb, Spirotetramat, Tebuconazole
Naranja	23	51	26	100	10	
Pomelo			14	14	0	

Último detalle del período en cuestión. Cereza, pimentón, ananá, algunos de los productos que sobresalen en un registro que espanta:

No se evaluaron : glifosato, atrazina y paraquat, los más utilizados, solamente la muestra está dirigida a aquellos que superan las dosis mínimas, no contempla efectos de mezclas.

De todo lo expuesto, la manzana aparece como un caso a analizar de forma puntual por el copioso cóctel con que se bombardea la fruta: 22 productos divididos entre acaricidas, fungicidas e insecticidas.
Entre todos ellos, se destacan estos nombres:
•Acetamiprid: insecticida neonicotinoide de uso limitado en Europa por su capacidad para extinguir las poblaciones de abejas melíferas.
•Acrinatrina: insecticida piretroide vinculado a la cipermetrina, letal para abejas y peces. Este último aparece como uno de los desarrollos que, en combinación con otros pesticidas, viene originando casos de polineuropatías tóxicas y trastornos en el sistema nervioso periférico como el denunciado por Fabián Tomasi, ex empleado de una

compañía fumigadora de Basabilbaso, provincia de Entre Ríos.
•Clorotalonil: fungicida, capaz de dañar piel y ojos si se lo aplica sin protección. Tóxico para peces y cualquier organismo acuático en general.
•Carbendazim: fungicida, muy cerca de prohibirse en Europa por su comprobado comportamiento de disruptor endocrino. Además, su ingrediente activo, la carbendazima, puede afectar la fertilidad masculina.
•Bifentrin: insecticida piretroide.
•Carbaril: insecticida. Potencialmente cancerígeno para los humanos. Acaba con crustáceos y abejas. En la actualidad, de uso prohibido en Gran Bretaña, Alemania, Suecia, Dinamarca y Austria, entre otros países. Un documento del Instituto Nacional de Tecnología Agropecuaria (INTA) publicado el 15 de

octubre de 2013, y firmado por Mariela Curetti, ingeniera agrónoma de la Estación Experimental Agropecuaria Alto Valle, reconoce: "De utilizarse este raleador, no debe olvidarse que se trata de un insecticida que afecta a las abejas y puede generar residuos en la fruta, una limitante especialmente en variedades de cosecha temprana como Gala."

•Clorpirifos: insecticida organofosforado. Uno de los plaguicidas más utilizados en la agricultura de la Argentina. Dow, su desarrolladora, fue multada en 1995 y 2003 por ocultar casi 250 casos de intoxicación con ese agroquímico sólo en los Estados Unidos y continuar publicitando al insecticida como producto "seguro". En la sumatoria de ambas sanciones, Dow culminó desembolsando a modo de pena más de 2,7 millones de dólares. Ya en 2011, un estudio

concretado por la universidad norteamericana de Columbia vinculó al insecticida con numerosos casos de niños afectados con retrasos mentales y físicos en zonas cercanas a Nueva York.
•Fenazaquin: acaricida del grupo de las quinazolinas. Muy tóxico para peces y organismos acuáticos en general. Mortífero para las abejas.
•Fludioxonil: fungicida, extremadamente tóxico para organismos acuáticos.
•Iprodione: fungicida. Desde 1996, de uso prohibido para la producción de frutas finas como la cereza en todo Estados Unidos. En un contexto de alta exposición, cancerígeno para los humanos.
•Malation: insecticida organofosforado. Disruptor endócrino.
•Metilazinfos: insecticida organofosforado. Prohibido en la

Argentina desde el 31 de marzo de este año. De alta toxicidad para humanos, aves e insectos en general.
•Novaluron: insecticida, del grupo químico de las benzoilureas. Letal para abejas y organismos acuáticos. Prohibido desde 2011 en buena parte de Europa.
•Tiabendazol: fungicida, muy tóxico para peces y organismos acuáticos en general.
•Thiacloprid: insecticida neonicotinoide desarrollado por Bayer. De uso vetado por el grueso de los países de la Unión Europea por atentar contra la supervivencia de las abejas.
•Tiametoxam: insecticida neonicotinoide. Restringido en Francia y Alemania por provocar lo mismo que el Thiacloprid.
Semejante cóctel, queda expuesto en los documentos de SENASA, forma parte de una cultura de producción atada a los agroquímicos a la que no escapa

prácticamente ningún cultivo. También hay casos que asustan más que el espanto: en la rúcula, el organismo oficial ubicó partidas contaminadas con DDT, un insecticida cancerígeno de uso prohibido en la Argentina desde 1990 (60).

<u>6.- Informe UNLP: Plaguicidas: Elementos No Declarados :</u>

Se determinan plaguicidas en 47 muestras; el 76,6 % de las muestras dieron resultados positivos a residuos de plaguicidas: 25,5 % para lambdacialotrina,43 % endosulfanes,seguido por el clorpirifos, en frutas y verduras de puestos del Gran La Plata. Sus resultados exponen que las frutas y verduras son fuente de agroquímicos para la ingesta.(61)

15.- Asimismo, más informaciones determinan la presencia de plaguicidas en los alimentos: el 25/07/2017, el diario Cadena 3 de Rosario, informa:
<u>*Alertan por agroquímicos en frutas y verduras en Rosario:*</u>

Un estudio alertó por la presencia de agroquímicos de consumo masivo como frutas y verduras en Rosario. La rúcula fue la más fumigada entre las verduras que swe analizaron con la presencia de cinco químicos diferentes, incluyendo forato, un producto prohibido desde el año 2001.

Por ese motivo, el abogado especialista en temas medioambientales, Enrique Augusto Zárate, presentó un amparo solicitando a los gobiernos nacional, provincial y municipal, mejores y mayores controles en estoss alimentos. Lo hizo luego de presentar tambien en la Justicia, los resultados de dos estudios privados.

"Hicimos dos muestreos de productos, los elegimos al azar. En el primero mandamos siete productos y todos resultaron con restos de agroquímicos. En el segundo muestreo que hicimos en abril, se enviaron 12 productos al análisis y resultó que el 50 % tenía restos de agroquímicos", detalló a Cadena 3.

"Encontramos algunos productos peligrosos para la salud, como por ejejmplo cipermetrina, y foraato en la rúcula, que está prohibida en la Argentina, según una Resolución de la Ssecretaría de Agricultura Nacional", indico.

La Justicia fijó la primera audiencia para el próximo 28 de julio. (Informe de Verónica Maslup. (62).

16.- Mercado de Abasto: encuentran peligrosos pesticidas en frutas y verduras (63)

Imputaron al titular en Córdoba, del Senasa, por no realizar controles. Tres quinteros están acusados de "envenenamiento". Un análisis determinó la presencia de agroquímicos en frutas y verduras-

El fiscal de instrucción Carlos Matheu imputó al titular en Córdoba ddel Servicio Nacional de Sanidad y Calidad Agroalimentaria (Senasa) y a tres quinteros del Mercado de Abasto tras hallar residuoss de agroquímicos en frutas y verduras del principal centro de distribución de la Capital cordobesa. Fuentes judiciales confirmaron a La Voz.com.ar, que tras una serie de análisis encargados a la Universidad del Litoral, se determinó la presencia de cloropirifós y endosulfán, dos peligrosox insecticidas, en muestras de acelga, espinaca, lechuga, manzana, durazno, papa, y tomates. Jorge Gerhauser, de la Coordinación General de la Regional Córdoba del Senasa, fue imputado por " supuesta omisión de los deberes de funcionario público" y " distribución culposa de mercadería peligrosa para la salud".

Esto es porque el Senasa, según las ressoluciones 256 de ese organismo y 507 del Ministerio de Agroicultura de la Nación, el responsable del Sistema de control de productos frutihortícolas frescos, para determinar si se cumplen las normativas de uso de plaguicida. Y según la investigación judicial, desde entonces a la fecha no hubo " ningún análisis" para cumplir con la norma.

Carlos Perlo, titular de la Asociación de Productores Frutihortícolas de Córdoba, dijo al conocer el informe divulgado por Radio Universsidad, que también había que investigar a los fabricantes de los pesticodas. "Envenenamiento". Los tres quinteros, cuyos nombres no fueron divulgados todavía porque estaban siuendo indagados esta mañana, fueron imputados por los supuestoss delitos de "envenenamiento doloso de sustancias alimenticias". La investigación judicial se inició de oficio a raía de la denuncia del Foro Ambiental Córddoba, publicada en La Voz del Interior, en la que aseguraba que no se realizaban los controless exigidos por la ley(ver" Piden controlar plaguicidass en el Mercado de Abasto (12/02/09)

Laboratorio: Matheu solicitó al Laboratorio de la Facultad de Ingeniería Química de la Universidad Nacional del Litoral, una de lass entidades especializaddas en el análisis de pesticidas, que realizará un estudio. Se tomaron 19 muestras al azar y en 9 de ellas se encontraron los residuos de estos plaguicidas en atados de acelga, manzana, espinaca y durazno.

Sanciones: Según el art.200 del Código Penal puede ser sancionado con penas entre tres y diez años de reclusión o prissión. En cambio, los delitos que se le imputan al coordinador del Senasa se sancinan sólo con multas o inhabilitación de funsiones en organismos públicos.

Causa Conexa: La Fuscalía 3 Turno 6, a cargo de Matheu, también instruye una causa por la fumigación de un campo en

Ituzaingó en la que se llegó a detener al fumigador y al dueño del campo, tras comprobar que se habrían realiado tareas aéreas en un radio menor a los 1.500 metros de la zona urbana, ilegales para el tipo de plaguicida utilizado.

CONSECUENCIAS EN LA SALUD POR LA PRESENCIA DE AGROQUÍMICOS EN ALIMENTOS:

Existen demasiados estudios que indican acerca de la genotoxicidad y sus consecuentes secuelas de malformaciones, muertes fetales, feminización y otras alteraciones neurológicas, cánceres, y más problemas hormonaless. Es claro que estas investigaciones han ssido realizadas en animaless, dadod que no pueden ser utilizdoss loss humanos. A pesar de ello, y sumado a los estudioss epidemiológicos en indican lo mismo, y que la industtria sí debe hacerlo con sus productoss, y a pesar de que se afirme lo contrario, o si las dudas poddrían persistir para los fabicantes, es el PRINCIPIO DE PRECAUCIÓN, el que al menos debe aplicarse; en la realidad no es así. Las empresas, salvo escasas prohibiciones en algunos países europeos y otros, continúan esparciendo por el mundo loa químicos tóxicos. Las investigaciones marcan a las claras, que incluso es la hora de la PREVENCIÓN, no de precaución, ya que las demostraciones se encuentran disponibles.

Tóxicos para loss seres vivos, y lo que deja más en evidencia es que los mismo sucede en los humanos, lo marcan las esstadísticas y lo que la misma OMS publica como la EPIDEMIA DEL

SIGLO. El desmesurado aumento de los problemas de salud parece preocupar a las autoridades mundiales; y " parece preocupar"no es lo mismo que comorender lo que debería hacerse. Esconder la cabeza bajo la tierra no evita los problemas, tampoco descargar en cada gobierno local, o en la responsabilidad individual bajo supuestos de que desde la obesidad y los factores de riesgo a evitar, los problemas van a desaparecer. Bajo el manto de un fomento a la "SANA ALIMENTACIÓN" con verduras y frutas, menos sal, evitar el cigarrillo, realizar actividades físicas, evitar el sedentarismo (que las publicidades empresariales fomentan), éstas pueden disminuir. Y a lko mejor un poco pueden hacerlo, pero el factor gravitantes es la calidad alimentaria en serio,y no con la presenccia de químicos tóxicos que ingressan al organismo, qye ya sse conoce cómo puede terminar: enfermando a las perssonas. Si bien ess claro que no a todos, sabemos de la variablidad individual de las respuestas, como también del tiempo transcurrido entre la edad y los síntomas, pero el camino tomado por las autoridades es errado. Lo que no podemoss afirmar es que sea una actitud inocente.

Detallamos algunas investigacioness realizadas sobre los químicoss en la bibliografía (64), para aquellosw interesados en la lectura y puedan sacar sus propias conclusiones. La ciencia debería ser realmente fiel a sus principios. Sin embargo, hasta algunos investigadores parecen soslayar ña misma bajo argumentos insostenibles (65).

El Dr.Raúl Horacio Lucero,investigador del Laboratorio de Biología Molecular del Instituto de Medicina Regional y docente de Medicina III,Infectología, de la Facultad de Medicina de la Universidadd Nacional del Nordeste (U.N.N.E.), lleva décadas investigando acerca de la genotoxicidadd de los agroquímicos y los problemas de salud que afectan a pobladores de la Provincia del Chaco, y opina que la decisión de la OMS de marzo de 2015, declarando como probables cancerígenos a cinco pesticidas (glifosato,diazinón, malatión, tetraclorvinfós y poaratión) debió tomarse hace añoss, ya que los estudios lo han indicado hace tiempo. Refiere que la situación actual en el Chaco es grave, incluso con presentaciones judiciales en La Leonessa y Avia Terái, lo que habla a las claras de que no son inocuas ni beneficiosas.

Lo que las persosas deben saber, es que gran parte de los alimentos, los procesados, los llamados "chatarra", y también loss alimentos frescos, pueden contener el germen de los problemas crónicos de salud humana al ingresos al organismso, como en una lotería. Y hassta la obesidad puede ser generada por los alimentos, cuando los químicos que no pueden eliminarse sno les queda opción que alojarse en el tejido graso, inevitablemente (66).

Aún no todo está perdido. Al final del libro, las últimas páginas las dedicamos para que las personas puedan tratar de evitar las afecciones, y si lo está, al menos detener, los problemas de salud provocados por los químicos. Y fomentar también que los que deseen se sumen a un mejor estilo de vida. Para ello, se deben despertar las conciencias, traspasar la cultura impuesta por los monopolios a través de los medios comunicacionales, y pensar que hay modos distintos de vivir más sano a pesar de los años de vida. Una vida más plena que es lo mismo que agregar más vida.

DAÑOS EN EL MEDIO AMBIENTE

1..-PLÁSTICOS:

Lo colocamos en primer lugar, por ser los más evidentes, los productos más deshechables, encontrarse en una multiplicidad de objetos de uso cotidiano, desde los automóviles, hasta botellas, tapas, envases de alimentos, utensilios de cocina, vasos, hasta la pequeña tacita y cuchara descartable a la que la gente se ha acostumbrado, sin querer, y sin pensar en el daño posterior. La contaminación por los plásticos es masiva, y se han encontrado pseudoislas de objetos circulando por los océanos, en el aparato digestivo de los peces, y en tierra no hay lugar donde pose su mirada sin encontrar un elemento deshechado de plástico. Como si no fuese suficiente, las industrias lanzan al mercado productos cada vez más descartables. Y el reciclado de los plásticos los hace potencialmente más dañinos.

La utilización masiva de los mismos, en razón de su practicidad, maleabilidad y bajo costo , ha producido un eclosión de productos, y gran parte de los envases de hoy, incluídos los alimentos, provienen de la industria de los plásticos.

El problema es que, como derivado del petróleo, tiene su toxicidad, y más aún, en razón de que vienen con mezclas con otros elementos que los hacen más nocivos, para el medio, los ecosistemas y los seres vivos, a lo que no escapamos. Mezclados con retardantes de llama , los PCBs, ftalatos, bisfenol A, y a veces metales pesados, lo que los hacen aún más tóxicos. La alta posibilidad de que muchos de ellos se liberen en el aire, las aguas por donde circulan, y buena parte de ellos sean carcinogénicos, disrruptores endócrinos y productores de problemas en la salud de las especies, hacen que los plásticos deshechados, por su cantidad y toxicidad, sean los más temibles y evidentes. La suplantación de estos materiales en los automóviles, por ejemplo, por las ya antiguas autopartes metálicas, son potencialmente dañinas desde el inicio, es decir desde que se comienza su producción y uso. Se han encontrado disrruptores endócrinos en el aire de los habitáculos al utilizar los acondcionadores de aire y por el calor del sol, donde las personas dentro de los mismos están expuestas a los potenciales daños. La combinación con tribultilestaño, trifenilestaño, en la espuma de poliuretano o al PVC, evidencian la potencialidad dañina. Perfluorocarbonados, plomo, etc. combinados en muchos usos y más, tienen demostrada toxicidad. Junto a los agroquímicos, éstos vienen provocando la feminización de especies, y, al parecer, lo que nos sucede en la actualidad , no estamos escapando al daño. Los datos de infertilidad y baja de producción de células germinales masculinas lo dicen a las claras; peor aún , la "diversidad sexual" es un aditivo que se instala naturalmente en una sociedad irreflexiva.

Las industrias no toman en cuenta tampoco la salud de su personal.

Por lo que se ve, el daño es sumamente grave tanto en contaminación medioambiental, como en salud. Los alimentos envasados hoy, se han convertido más en un problema que en un objeto de utilidad. La basura domiciliaria en las ciudades contiene más plásticos que elementos orgánicos, lo que complica el panorama de la eliminación de nuestros propios residuos. Sin pensarlo ni reflexionar lo suficiente, estamos rodeándonos de más problemas que beneficios.

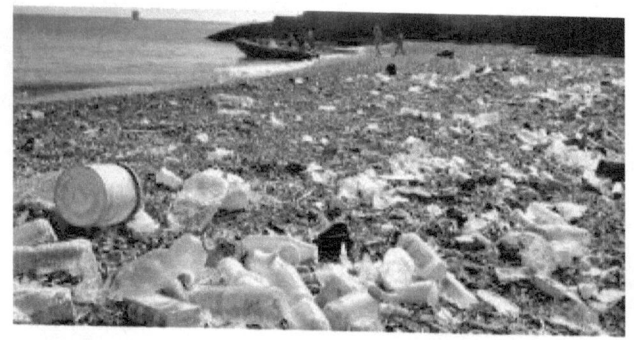

CONTAMINACIÓN ATMOSFÉRICA:

Solamente haremos mención a las partículas contaminantes más conocidas y presentes, sin la pretensión de hacer de este tópico un amplio documento, sólo señalar el problema y comprender su gravedad..

Los gases contaminantes existentes, desde los naturales, producidos por los volcanes, incendios y otros, hasta las eliminaciones de las industrias, del transporte, la generación de electricidad, y entendiendo que los medios de transporte, movilizados por derivados del petróleo se constituyen en uno de los mayores problemas con los que nos encontramos. De la mano del progreso, la contaminación en general devuelve las consecuencias. Dióxido de azufre, monóxido de carbono, dióxido de carbono, óxidos del nitrógeno, clorofluorocarbonados, plomo , otros metales pesados, etc. son algunas de las más conocidas sustancias nocivas que el aire transporta y afecta a la salud de los seres vivos. La gravedad del problema está en evidencia en la gran cantidad de afectados por problemas respiratorios, donde el cáncer se suma, como las obstructivas pulmonares, y las alergias respiratorias, donde el asma muestra su parte de lo que hacemos . El progreso cuesta vidas, discapacidades, calidad de vida, elementos que no se tienen en cuenta a la hora de evaluar riesgos y beneficios.

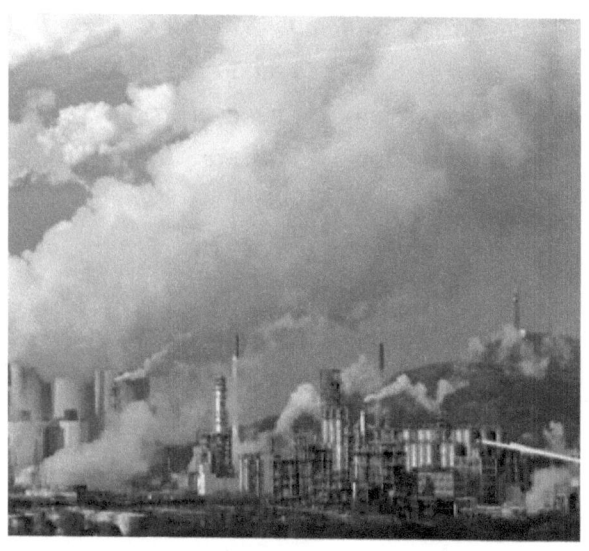

CONTAMINACIÓN DE LAS AGUAS.-

El informe de 2016 de las Naciones Unidas acerca del desarrollo de los recursos hídricos, informa que todos necesitamos del agua y los servicios relacionados, y la contqminación por las aguas residuales urbanas, industriales y agrícolas, permite que el agua de bebida pueda estar contaminada quimicamente y que esto hace también a la alteracion de los ecosistemas acuáticos, permitiendo la proliferación de algas invasoras con nutrientes que se vuelcan a las mismas.

*Reducir (personalmente creo la palabra correcta : **eliminar**), la utilización de los agroquímicos, impedir se vuelquen a las aguas de superficie o subterráneas, utilizar menos los medios de transporte de motores a explosión, adecuar las industrias de modo que no vuelquen sus subproductos o deshechos a los ríos y cuencas, más árboles en las orillas, serían las medidas más útiles para contrarrestar* *los efectos de una contaminación cada vez más peligrosa, tanto con agentes vivos patógenos como químicos que alteran la salud de modo poco advertido. Los efectos a la fecha son enormes y están a la vista. Nadie pretende un regreso a las cavernas, simplemente estudiar cada adelanto, especialmente si éste es químico, y tomar las medidas adecuadas previas a ser lanzado un producto al mercado; sino el riesgo de que no haya más cobayos está latente.*

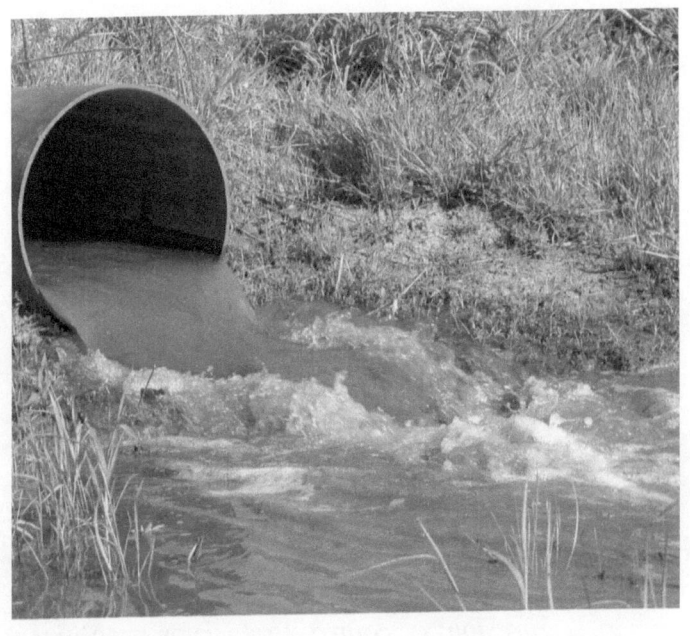

Veamos continuación los daños actuales en la salud humana, la participación estimativa de los químicos como productores o agravantes, o factores

importantes de riesgo en la salud general de los seres humanos.

¿ QUÉ MÁS HACE FALTA PARA COMPRENDER QUE BUENA PARTE DE LOS QUÍMICOS SON PERJUDICIALES PARA LA SALUD HUMANA, PARA LA VIDA EN GENERAL , LOS ECOSISTEMAS Y NUESTRO LUGAR EN EL UNIVERSO?

Que las grandes empresas ejerzan presiones contra gobiernos, políticos, denosten a científicos con pares que no son tales, porque disfrazan la verdad con supuestos estudios.

Que cuando existe información negativa acerca de los químicos, se intenta por todos los medios ocultar los sucesos o tergiversar la información.

Que los medios de comunicación sean invadidos por publicidades engañosas, con fuertes aportes pecuniarios.

Que hasta los mismos políticos y "científicos" se encuentren en una balanza inclinada y perversa. La declararación conjunta de los 4 ministerios de la Argentina: Salud, Agroindustria, Medio Ambiente y Ciencia y Tecnología, fijando políticas públicas para la aplicación de "fitosanitarios", nos habla a las claras de lo que sucede (11/07/2018).

Justificando lo injustificable, al decir que lo mismo puede suceder al tomar mucha agua, que " éstos son imprescindibles" para alimentar a todos, comparándolos con la electricidad o el automóvil. Un Lino Barañao que rechaza impunemente a quien se opone ("la diferencia entre un ecólogo y un ecologista es la misma que hay entre un enólogo y un borracho"), muestra su rechazo sin mayores argumentaciones, salvo la risueña, sino fuese maligna comparación entre el agrotóxico y el agua.

El 11 de abril de 2018 hubo una Asamblea del Consejo Federal de Ciencia y Tecnología, donde Lino Barañao lanza el párrafo anterior de la desgraciada comparación, y más aún, muchos de los presentes manifestaron que "esos fundamentalismos están encarnados por organizaciones ambientalistas que ponen trabas a la producción y favorecen el atraso social y económico..." Como corolario, se habló de "la minería inteligente", amén de "las buenas prácticas agrícolas".

Si se fumiga sobre los campos donde se generan los alimentos y hay que tener muchos cuidados por la toxicidad (aguda, no se habla de la crónica). Si los cereales, verduras, frutas, hortalizas, terminan por contener agroquímicos. Si sabemos que son tóxicos. Si los gobiernos y los políticos, se encuentran del lado de las grandes empresas, sin pensar siquiera en invertir para investigar al menos un poco, o leer detenidamente todas las investigaciones realizadas. Si las empresas vienen poco a poco perdiendo juicios por generar problemas de salud.

Si la mayoría de la población se encuentra así totalmente desprotegida y colocan marcos legales para las empresas y sin obstáculos, y abandonan la posición reguladora y protectora que justifica el puesto jerárquico que ocupan los ministros y científicos nacionales y provinciales que deben legislar sobre marcos científicos.

¿QUIÉN DICE QUE ESTO NO ES UNA GUERRA TOTALMENTE DESPAREJA?

Al menos así lo han dicho ellos mismos en el Consejo Federal: "un debate en torno a la "batalla" contra el fundamentalismo sin sustento científico".

ES UNA GUERRA, SÍ, ... *fácil es cerrar un quiosco.*

entre el poder, el dinero, los dueños de los llamados "pool de siembras", y los demás monopolios , y del otro lado la gran mayoría sufriente, que, sin más armas que la palabra y la verdadera ciencia, padeciendo los problemas de salud y las muertes, haciéndose cargo de las pérdidas en vidas , sufrimientos y costos económicos, y como si fuese poco, quienes deberían defenderlos se cruzan a la vereda de enfrente.

Sin embargo, es una guerra que tiene un modo de salir de ella, y seguir viviendo sin tener que combatir. Hay salida, y eso es lo que debe verse: se puede vivir mejor y sin necesidad de combatir.

Nelson Mandela, Martin Luther King, Mahatma Gandhi, y Jesucristo, indican el mejor camino en esta lucha tan dispar.

CAPÍTULO IV.-

LA GUERRA SILENCIOSA DE LOS QUÍMICOS:

LAS ECNT (ENFERMEDADES CRÓNICAS NO TRANSMISIBLES)

SU COSTO EN NÚMEROS DE VIDAS, MORBILIDAD, MORTALIDAD, COSTO EN DÓLARES.

Repasamos lo que sucede en el medio extracelular cuando algo, entre ellos los químicos en gran parte, producen alteraciones en la respiración celular y alteraciones en el medio por los problemas que causan los mismos al interferir en el delicado equilibrio de la óxido-reducción, con el resultado de disponer en el medio libremente de radicales libres y el proceso inflamatorio secundario que desencadena:

Lo que las personas deben saber es que gran parte de los alimentos, los procesados, los llamados "chatarra", y también los alimentos frescos, pueden contener el germen de los problemas crónicos de salud al ingresar al organismos. Y hasta la obesidad puede ser *generada por los alimentos, cuando los químicos que no pueden eliminarse deben acumularse inevitablemente en el tejido adiposo (66).-*

Aún no está todo perdido. Al final del libro, las últimas páginas las dedicamos para que las personas puedan tratar de evitar, y , si está afectada, al menos detener, quizás curar, los problemas de salud provocados por los químicos. Y fomentar también que los que puedan y quieran , se sumen a un mejor estilo de vida. Para ello, se deben despertar las conciencias y traspasar la cultura que imponen las multinacionales a través de los medioss de comunicación y acostumbran no sólo a dañarse a sí mismo, sino a pensar que no hay otro modo que enfermarse y luego tratarse.

Hemos visto lo que causan los tóxicos en los seres vivos y asimismo en los humanos, y

lo repetimos:

En los seres vivos , de lo que se conoce producen:

1.--Reducción de la fertilidad.

2.--Alteración del comportamiento sexual

3.--Masculinización de hembras

4.--Feminización de machos.

5.-_Criptorquidia.

6.--Niveles hormonales anormales en sangre.

7.--Alteración del comportamiento sexual.

8.--Modificación del sistema inmunológico.

9.--Cánceres en órganos reproductores masculinos y femeninos.

10.--Malformaciones en órgano reproductor

11.--Alteraciones densidad y estructura ósea.

Efectos posibles en humanos: (ya visto en gran medida en "los hijos del dietiletilbestrol, lo que es en definitiva, una muestra del potencial patogénico de ciertos químicos)

MUJERES HIJAS, HIJOS HOMBRES

Cáncer de mama Pubertad precoz
Criptorquidia Cáncer testicular
Endometriosis Cáncer vaginal
Hipospadias Cáncer de próstata

Muerte embrionaria fetal Mayor incidencia de cánceres Reducción del número de espermatozoides

<u>Malformaciones en la descendencia</u>
Deformaciones en órganos reproductores. Problemas en el desarrollo del sistema nervioso central. Bajo peso de nacimiento. Hiperactividad.Problemas deaprendizaje. Disminución del coeficiente intelectual Disminución del nivel de testosterona. Problemas en el desarrollo del sistema nervioso central. Bajo peso de nacimiento. Hiperactividad.Problemas de aprendizaje. Disminución del coeficiente intelectual Reducción de la calidad del esperma Disminución del nivel de inteligencia. (67).

En general, dada la acción sobre el medio extracelular, determinando procesos inflamatorios, cuya respuesta es: apoptosis o muerte celular, reproducción en células embrionarias (cáncer), distorsiones en los fibroblastos y sus fibras: enfermedades del colágeno, en las células inmunitarias, produciendo alergías, problemas de autoinmunidad como las colágenopatías. También estos procesos inflamatorios y su activa participación, se ven en los inicios y previo al desarrollo de las afecciones cardiovasculares, la diabetes, y la resistencia a la insulina. Al parecer, una alteración previa en el desarrollo fetal es capaz de desencadenar un proceso de autoinmunidad en las células beta, produciendo su destrucción y determinando la diabetes I, insulino – dependiente o de causa pancreática. Antes se conocía como una afección "hereditaria", y, en parte, no deja de serlo. Hablamos de las Enfermedades Crónicas No Transmisibles (ECNT).

Cuáles son las enfermedades crónicas que preocupan hoy?:

Según O.M.S. las cardiovasculares, respiratorias, cáncer y diabetes. No hace referencia a las colagenopatías, que van en aumento logarítmico como tampoco se toca el Parkinson y Alzheimer, problemas considerados por la misma OMS en aumento progresivo en incidencia y prevalencia, que injustamente atribuye prácticamente ,al aumento de los años de vida; tampoco de la endometriosis .Estos problemas, como las colagenopatías, vienen en progresivo aumento en los últimos 30 años. Tampoco se menciona al autismo, la celiaquía, Parkinson, Alzheimer, la infertilidad, la criptorquidia ,las malformaciones congénitas, la epilepsia y las afecciones inmunológicas, como también las endocrinológicas, .que no le van en zaga a las ECNT, razón por las que deben ser consideradas; los datos y la realidad así lo exigen.

1 de junio de 2018. DATOS DE O.M.S.

Datos y cifras

- *Las enfermedades no transmisibles (ENT) matan a 41 millones de personas cada año, lo que equivale al 71% de las muertes que se producen en el mundo.*

- *Cada año mueren por ENT 15 millones de personas de entre 30 y 69 años de edad; más del 85% de estas muertes "prematuras" ocurren en países de ingresos bajos y medianos.*

- *Las enfermedades cardiovasculares constituyen la mayoría de las muertes por ENT (17,9 millones cada año), seguidas del cáncer (9,0 millones), las enfermedades respiratorias (3,9 millones) y la diabetes (1,6 millones).*

- *Estos cuatro grupos de enfermedades son responsables de más del 80% de todas las muertes prematuras por ENT.*
- *El consumo de tabaco, la inactividad física, el uso nocivo del alcohol y las dietas malsanas aumentan el riesgo de morir a causa de una de las ENT.*
- *La detección, el cribado y el tratamiento, igual que los cuidados paliativos, son componentes fundamentales de la respuesta a las ENT.*

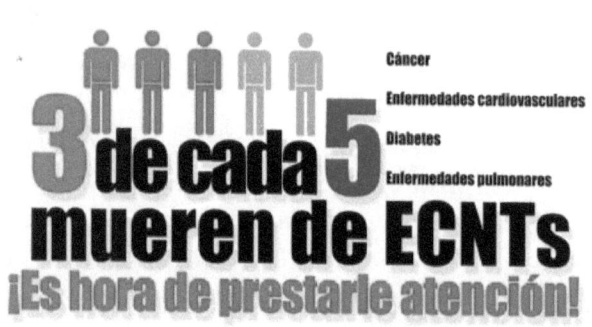

Pero no es todo. Veamos un repaso del impacto en la salud de los químicos:

[Escriba texto]

IMPACTO EN LA SALUD DE LOS QUÍMICOS:

1.- "EPIDEMIA DEL SIGLO XXI : ECNT

las enfermedades crónicas no transmisibles, cuyo ascenso logarítimico ha sido consecuente al aumento de los químicos y su contaminación. El cáncer es el de mayor costo , en sufrimiento y costo económico. A lo que se agrega lo siguiente:

2.- Enfermedad de Parkinson: ha aumentado un 35 % promedio en los últimos 30 años.(68)

3.-.-La Insuficiencia Renal Crónica, producida por (así dice O:M:S) diabetes, hipertensión arterial, colagenopatías, y existe un 12 % por lo general como "causa desconocida", de probable causa farmacológica y/o química. Un 10 % de la población sufre de este problema, de los cuales un 10 % se encuentran en fase terminal (69).

4-<u>Celiaquía</u>: rara hasta mediados del siglo pasado, hoy tiene una prevalencia promedio del 0,5- 1 a 2 % según zonas geográficas, y existen estudios que apuntan a agroquímicos (70).

5.-<u>Epilepsia</u>, con una prevalencia actual del 0,5 al 3 %, 50 casos nuevos por año cada cien mil personas, y un 80 % de los casos en los países subdesarrollados. 20 % en Latinoamérica y el Caribe. Intimamente relacionada con los químicos(71).

6-<u>Colagenopatías:</u> todas, pero las más comunes hoy, lupus y artritis reumatoidea, han aumentado un 30 % en los últimos 30 años. La esclerosis en placas, asginada como afección neurológica, al parecer tiene un mismo proceso inflamatorio de *base, y un progreso parecido, aunque debe examinarse la disparidad en distribución geográfica y sexo. Trastornos de autoinmunidad.(72)*

7.-<u>Autismo,</u> raro problema del siglo pasado, hoy de una frecuencia elevada en niños, dentro de los problemas neurológicos. Estudios vinculan el aumento de casos al glifosato. En EEUU ha aumentado de 150 niños afectados en el año 2000 a tener un 15 % de los niños con autismo en el 2014, y ha estimado un aumento del 150 % en los últimos 18 años. (73)

<u>8) Infertilidad</u>.

<u>9.- Criptorquidia</u>

<u>10.-Malformaciones congénitas.</u>

<u>11. Inmunológicas: alergias, colagenopatías.</u>

12.- Alzehimer.

13.- Endocrinológicas: Hipotiroidismo (más diabetes y gonadales)

Veamos cada uno de los trastornos numerados, a fin de ver: A) su mecanismo probable y lugar de producción. B) La relación de progreso de aumento de las tasas de afecciones y la producción de químicos, la correlatividad entre ellos. C) La estimación de los costos de los procesos, costos que no incluyen el monto de sufrimiento individual y familiar, pero al menos el impacto relativo en el costo total en salud o gastos personales, en la medida de las posibilidades. Más en razón de que nuevas terapias farmacológicas no curativas, se introducen poco a poco con mayores costos. Este último tópico es a los fines de estimar , en la medida de lo posible , la carga sanitaria derivada de la fabricación, uso, tratamiento, y formas de eliminación y/o contaminación de los químicos.

No pueden estimarse los daños en la naturaleza, dada la irreversibilidad de gran parte de los daños, en especial los determinados por la contaminación del medio ambiente, pero deben ser señalados.

<u>1.-ECNT: Diabetes, enfermedades cardiovasculares y Cáncer,</u>

a) en todas ellas, la existencia de un proceso inflamatorio previo en la matriz extracelular, es decir, el síndrome metabólico, está presente, y no por casualidad, dado que es el lugar, como hemos visto, el atractor del sistema del ser humano, donde ocurre el encuentro de los químicos y las terminaciones nerviosas, las hormonas circulantes, el sistema inmunitario con sus células, proteínas circulantes, fibrillas y los fibroblastos, propios del medio, y cuyos daños derivan en apoptosis o muerte celular, daños en las membranas celulares, derivando la resistencia a la insulina.

Los procesos moleculares íntimos intervinientes en la <u>resistencia a la insulina</u> no son aún bien conocidos, existiendo un número variado de proteínas transportadoras (GLUT) al interior de las células, todas derivadas de la tirosina (identificadas hasta ahora 14, que actúan en diferentes células). Este residuo fosforilado transporta la insulina y desencadena todo el proceso posterior de almacenamiento y/o utilización de la glucosa. Al parecer el trastorno se origina *porque el acople de fosforilación se realiza sobre la serina, inactiva para el acople a la insulina al interior celular. De este modo, la glucosa se eleva (hiperglucemia) y se produce asimismo hiperinsulinemia.*

<u>*En los procesos cardiovasculares,*</u> *los procesos inflamatorios del síndrome metabólico ocurren en las capas internas de los vasos sanguíneos, lo que desencadena una serie de procesos en los que interviene el óxido nítrico, arginina y otras, llevando a una disfunción endotelial que permite el paso del colesterol y posterior proceso de cicatrización y endurecimiento de los vasos. Coincide, en estudios realizados, una resistencia a la insulina, obesidad concomitante, con intervención de la adiponectina , procesos que aparecen juntos o derivados de un mismo problema central, que es la*

producción de peróxidos y una compleja secuencia posterior.

<u>*En el cáncer*</u>*, el síndrome metabólico parece desbalancear las metaloproteinasas, derivando en la producción de un estroma derivado de células provenientes del tejido medular, originando un estroma distinto, y útil para la reproducción permanente de tejidos celulares primarios. El delicado y complejo proceso termina en la producción de un medio apropiado para el crecimiento tumoral.*

En estas afecciones, la producción de un medio con estrés oxidativo, determinado por varios mecanismos como vemos, pero también con la activa participación de los químicos, termina en diabetes, lesiones del sistema cardiocirculatorio y cáncer.

La obesidad, por lo general previa a muchos de estos procesos tiene una activa participación, dado que es el lugar elegido por los químicos como depósito corporal, cuando su eliminación es poco factible, determinando también allí los mismos procesos inflamatorios del síndrome metabólico y con activa interconexión con el medio extracelular, de donde deriva.

De modo lo más resumido posible, remitiendo al lector a bibiliografía específica (74), vemos el modo en que lo que la OMS denomina ËPIDEMIA DEL SIGLO, es una consecuencia de la aparición de químicos a los que los seres vivos no estaban preparados.

*B) Así, la explicación de un 60 % de las muertes por ECNT tienen un mejor asidero, útil para la comprensión como para constituírse en **el mejor pilar***

preventivo: el evitar la incorporación de químicos en el organismo*. Uno puede continuar diciendo que el problema está en la falta de ejercicio y tendrá algo de razón, en el sedentarismo y su parte, en el estrés de cualquier tipo y también,como en las relaciones con los demás y el medio donde vive, pero todo ello no explica el logarítmico aumento de las últimas décadas si no incluye a los químicos, y de estos se tienen ya demasiadas pruebas. El desacuerdo con estos argumentos puede demostrar que no todo es de tal modo, pero solamente la aplicación del principio de precaución por parte de las autoridades puede sacarlo de la duda.*

C) El 75 % promedio del Gasto Total en Salud, lo llevan las ECNT. Si bien los costos deberían realizarse según mortalidad, morbilidad y calidad de vida, no existen estadísticas asequibles, al menos fácilmente, para poder estimar con mejor corrección los costos.

Sabemos que en el año 2010 hubo cerca de 13,3 millones de muertes por cáncer en el mundo, y 17,3 millones se estiman en 2018, lo que significa un 30 % más.

En 2014 había 422 millones de diabéticos en el mundo, sobre 108 millones en 1980.(la población mundial desde 1980 :4.436,8 m,illones; en 2017: 7.782,72 millones))

Datos de la OMS:

<u>*Diabetes (75)*</u>

El número de personas con diabetes ha aumentado de 108 millones en 1980 a 422 millones en 2014 .Mientras la población mundial casi se duplica, la diabetes se ha multiplicado por cuatro.

La prevalencia mundial de la diabetes en adultos (mayores de 18 años) ha aumentado del 4,7% en 1980 al 8,5% en 2014.

La prevalencia de la diabetes ha aumentado con mayor rapidez en los países de ingresos medianos y bajos.

La diabetes es una importante causa de ceguera, insuficiencia renal, infarto de miocardio, accidente cerebrovascular y amputación de los miembros inferiores.

Se estima que en 2015 la diabetes fue la causa directa de 1,6 millones de muertes. Otros 2,2 millones de muertes fueron atribuibles a la hiperglucemia en 2012.

Aproximadamente la mitad de las muertes atribuibles a la hiperglucemia tienen lugar antes de los 70 años de edad. Según proyecciones de la OMS, la diabetes será la séptima causa de mortalidad en 2030.

El promedio del gasto mensual se estima en unos 800 dólares, incluyendo los aportes estatales, de obras sociales o prepagas y el aporte individual, sumado a menor ingreso por ausencias y mayor gasto personal.

Si multiplicamos 422 millones de personas a ese gasto individual, importa un total de 337.600 millones de dólares en los afectados de diabetes en el mundo año 2014.-

Enfermedades Cardiovasculares: A) las condiciones son similares en la relación con el síndrome metabólico. B) Idem podemos decir acerca de la participación de los químicos. Y C) , colocamos datos de la exposición realizada en el Congreso Mundial de Cardiología y Salud Cardiovascular realizado en México los días 4 al 7 de junio de 2016, organizado por World Heart Federation: gasto total en América Latina es más de treinta mil millones de dólares, en una población total estimada de 626 millones de personas, de las cuales el 38 % se encuentra afectada. Costo individual promedio 12.650 dólares anuales/persona afectada. Implica un promedio del 2,5 a 5

% del gasto total en salud. Muertes anuales en el mundo: 17,5 millones. Pobl.mundial 7.300 millones, 2.775 mill.de afectados. Costo estimado:35.103.750 mill u$s. Se informan unas 17,9 millones de muertes anuales, en ascenso.

Cáncer: ya fueron vistas las condiciones A) y B), veamos C)

Año 2010: 13,3 millones de muertes por cáncer en el mundo. Se estiman más de 15 millones en 2018.- Gasto total en salud: 1,16 billones de dólares en el años 2010. Veamos datos de OMS de 2018 (76)

- *El cáncer es la segunda causa de muerte en el mundo; en 2015, ocasionó 8,8 millones de defunciones. Casi una de cada seis defunciones en el mundo se debe a esta enfermedad.*

- *Cerca del 70% de las muertes por cáncer se registran en países de ingresos medios y bajos.*
- *Alrededor de un tercio de las muertes por cáncer se debe a los cinco principales factores de riesgo conductuales y dietéticos: índice de masa corporal elevado, ingesta reducida de frutas y verduras, falta de actividad física, consumo de tabaco y consumo de alcohol.*
- *El tabaquismo es el principal factor de riesgo y ocasiona aproximadamente el 22% de las muertes por cáncer..*
- *Las infecciones oncogénicas, entre ellas las causadas por virus de las hepatitis o por papilomavirus humanos, ocasionan el 25% de los casos de cáncer en los países de ingresos medios y bajos).*
- *La detección de cáncer en una fase avanzada y la falta de diagnóstico y tratamiento son problemas frecuentes. En 2017, solo el 26% de los países de ingresos bajos*

[Escriba texto]

> *informaron de que la sanidad pública contaba con servicios de patología para atender a la población en general. Más del 90% de los países de ingresos altos ofrecen tratamiento a los enfermos oncológicos, mientras que en los países de ingresos bajos este porcentaje es inferior al 30%.*

- *El impacto económico del cáncer es sustancial y va en aumento. Según las estimaciones, el costo total atribuible a la enfermedad en 2010 ascendió a US$ 1,16 billones).*

- *Solo uno de cada cinco países de ingresos medianos o bajos dispone de los datos necesarios para impulsar políticas de lucha contra la enfermedad .*

«Cáncer» es un término genérico que designa un amplio grupo de enfermedades que pueden afectar a cualquier parte del organismo; también se habla de «tumores malignos» o «neoplasias malignas». Una característica definitoria del cáncer es la multiplicación rápida de células anormales que se extienden más allá de

sus límites habituales y pueden invadir partes adyacentes del cuerpo o propagarse a otros órganos, un proceso que se denomina «metástasis». Las metástasis son la principal causa de muerte por cáncer..

La magnitud del problema

El cáncer es la principal causa de muerte en todo el mundo. En 2015 se atribuyeron a esta enfermedad 8,8 millones de defunciones. Los cinco tipos de cáncer que causan un mayor número de fallecimientos son los siguientes:

- *Pulmonar (1,69 millones de defunciones)*
- *Hepático (788 000 defunciones)*
- *Colorrectal (774 000 defunciones)*
- *Gástrico (754 000 defunciones)*
- *Mamario (571 000 defunciones)*

¿Cuáles son las causas del cáncer?

El cáncer se produce por la transformación de células normales en células tumorales en un proceso en varias etapas que suele consistir en la progresión de una lesión precancerosa a un tumor maligno. Estas alteraciones son el resultado de la interacción entre los factores genéticos del paciente y tres categorías de agentes externos, a saber:

- *carcinógenos físicos, como las radiaciones ultravioletas e ionizantes;*
- *carcinógenos químicos, como el amianto, los componentes del humo de tabaco, las aflatoxinas (contaminantes de los alimentos) y el arsénico (contaminante del agua de bebida), y*
- *carcinógenos biológicos, como determinados virus, bacterias y parásitos.*

La OMS mantiene una clasificación de los agentes cancerígenos a través de un órgano especializado, el Centro Internacional de Investigaciones sobre el Cáncer (CIIC).

El envejecimiento es otro factor fundamental en la aparición del cáncer. La incidencia de esta enfermedad aumenta muchísimo con la edad, muy probablemente porque se van acumulando factores de riesgo de determinados tipos de cáncer. La acumulación general de factores de riesgo se combina con la pérdida de eficacia de los mecanismos de reparación celular que suele ocurrir con la edad.

Estos datos previos de la O.M.S. merecen algunas aclaraciones:

a) *se le atribuye al cigarrillo ser una de las mayores causas (20 %) y no se tiene en cuenta el aumento de un 20 % en el cáncer de pulmón en no fumadores, en aumento progresivo, el que no se connota como por lo mismo se elude su presencia y causa..*

b) *B) no hay estadísticas confiables respecto a la atribución de un cuarto de los cánceres a los virus .Lo que se observa en las mismas es una muy baja participación en el total. La American Cancer Society determina más probabilidades en la diabetes, obesidad (relacionadas con el síndrome metabólico), aflatoxinas de los cereales estacionados (que debería tener mayor investigación), esteroides anabólicos, arsénico,cloruro de vinilo y dióxido de torio, elementos químicos conocidos, especialmente el derivado del plástico.*

c) *C) Las estadísticas totales del cáncer pueden no tener la suficiente confiabilidad en los datos. Muchos cánceres localizados en poblaciones específicas, y reclamadas siempre como culpables a los agroquímicos, no son tenidos en cuenta. Lo mismo puede decirse en cuanto a los gastos. Pero una estimación debe hacerse.*

C) Muertes : 8,8 millones en 2015. Se estiman 15 millones en 2018-

Costo total(2015) : 1,16 billones de dólares. Gasto per cápita estimado : 8.000 dólares.(aprox.); en aumento progresivo, a pesar de que algunos cánceres pueden curarse, otros mejorarse. No están los costos de morbilidad ni los de calidad de vida.El Instituto Nacional el Cáncer de EE.UU informa un gasto local de 147,3 millones de dólares y 14,1 millones de casos nuevos anuales en el mundo.

2.- ENFERMEDAD DE PARKINSON:

A) y B) Afección de personas adultas, afecta a casi el 1 % mayores de 60 años (0,3 % población general). Ha aumentado en 30 años, desde 1976 a 2005 a un 35 % .- Si bien es conocida como multifactorial, ya que aparece en boxeadores, y otros factores medioambientales, se supone que solamente un diez por ciento tienen una posible causa genética. Investigaciones realizadas la vinculan con los perclorados,y sustancias como MPTP, manganeso,plomo, pero también pesticidas: dieldrin glifosato, mancozeb, maneb, organofosforados y organoclorados. Las neuronas de las zonas afectadas son altamente sensibles a los químicos citados y exposición por largo tiempo.

C) Total de afectados 6,3 millones en el mundo, se preven 12 millones para 2030.-

Costo promedio por persona: 30.000 dólares/año. Muertes anuales: 600.000.-

3.-INSUFICIENCIA RENAL CRONICA.-

A) esta afección es secundaria a la diabetes, a las afecciones cardiovasculares,la glomerulonefritis, existe por lo general un 12 % de causa aparentemente desconocida, pero no menciona específicamente a fármacos , como algunos analgésicos (ibuprofeno, diclofenax) y otros químicos a los que la función renal les resulta costoso eliminar.

B) es esta relación con los fármacos y quizás otros no bien estudiados, los que obliga a colocarlos en esta lista, dada su participación en los problemas de afecciones y químicos, aunque sean farmacológicos,. Lo serio es que en este país son de venta libre, sin especificar los problemas en lo que puede derivar su ingesta, y se venden y tragan más sencillos que los dulces .Y eso es lo que lo hace grave.

C) Prevalencia estimada 10 % población general. El aumento de casos es casi paralelo a la diabetes y las cardiovasculares. De estimación de 600 millones de ERC, un 10 % (60 millones), se encuentra bajo tratamiento y un 10 % de éstos(6 millones, en fase terminal con diálisis o transplante.

En tratamiento: 60 millones. En Europa el gasto oscila entre 30.000 y 43.000 Euros x ERC terminal, 17500 dólares en México, por atención mensual promedio.

Tomando un 10 % por fármacos: 6 milllones en tratamiento. 600.000 fase terminal.

4.- CELIAQUÍA.-

A) Si bien , a pesar de estudios existentes, una de las posibilidades es que la acción del glifosato sobre el intestino sea una alteración de la microflora intestinal y una disminución de la CP 450, como vía posible de introducción y lesiones intestinales que podrían provocar que las proteínas del gluten no puedan ser digeridas ,que los 3 electrones que dispone atrapan oligoelementos y metaloproteínas; aún persisten demasiadas polémicas.

B) Lo que no puede decirse lo mismo cuando se enfrentan las estadísticas del aumento de la celiaquía desde 1950 en adelante y sus problemas asociados, como la infertilidad, trastornos hormonale y varias afecciones similares a las encontradas en los estudios en otros seres vivos , como las alergias, respecto de lo agroquímicos, por lo que el problema puede reducirse solamente a la culpabilidad compartida entre varios agroquímicos. Desde la epidemiología, en 1980 en Europa y otros lugares, era un problema cuya prevalencia estaba en el orden 1/1.000 a 1/ 3.000, y en la actualidad, en Argentina, como en gran parte del mundo el aumento del número de casos ha sido considerable, del orden actual de 1/100, o cifras parecidas, y que han obligado a los gobiernos que se dispongan de los alimentos suficientes y necesarios para el tratamiento de esta afección, lo que indica el progreso epidemiológico , curva que sigue a la producción y utilización de los químicos. Afecciones concomitantes, como la diabetes y cardiovasculares asociadas, la relacionan con el síndrome metabólico, elemento indicador de su causa más probable. 1,26 en estudio de la S.A.P. multicéntrico en el año 2012(77-78).

C) No hay estimaciones de los costos, pero hay mucho acerca de que el costo de alimentación de un niño celíaco triplica el costo habitual, a lo que se debe sumar costo de diagnóstico y algunos pocos medicamentos para reparación inicial, y los controles médicos necesarios. Se estiman más de diez millones de celíacos en el mundo, donde las cifras de este problema de salud es dispareja, desde 5 a 6 % en población saraudí, 2 % en Finlandia, hasta el 0,2 % en Alemania. No obstante, se estima un total de poco más de 10.000.000 de celíacos en el mundo, sin estadísticas seguras. Que la celiaquía no lleve a una muerte segura, quizás sea que no esté en las prioridades epidemiológicas, pero en cuanto a costos, se debería multiplicar por 2 y ese saldo a lo largo de la vida del celíaco estaría en un costo en salud cercano. Los datos más claros son los aportados en el Simposio Internacional de Celiaquía de Nueva Dehli de septiembre de 2017 (Dr.Catassi, Universidad delle Marche, de Ancona,Italia).

Cálculos de acuerdo al INDEC (Argentina) ,que a mayo de 2018 nos da un valor de casi 72 dólares / mes por persona, lleva a 214.28 el costo mensual, 8,33 diarios en dólares, y 3.040 dólares anuales, a lo que se adiciona por costos médicos, laboratorios y controles un adicional de 1.013,46, totaliza un costo aproximado a los 4.053 dólares anuales por celíaco.

4.053 por 10.000.000 totaliza un costo anual por la enfermedad de 40.530.000 dólares promedio estimados.

5.-EPILEPSIA.

A) Tastorno convulsivo crónico, atribuído a descargas neuronales focales o generalizadas cuya causa no era conocida, hoy la anatomía patológica evidencia procesos inflamatorios neurogliales del tipo observado en el síndrome metabólico. Veamos para A) y B) lo que dice la OMS , informe del 8 de febrero de 2018:

Datos y cifras

- *La epilepsia es un trastorno neurológico crónico que afecta a personas de todas las edades.*
- *En todo el mundo, unos 50 millones de personas padecen epilepsia, lo que la convierte en uno de los trastornos neurológicos más comunes.*
- *Cerca del 80% de los pacientes viven en países de ingresos bajos y medianos.*
- *Las personas con epilepsia responden al tratamiento en aproximadamente un 70% de los casos.*
- *Alrededor de tres cuartas partes de las personas que viven en países de ingresos bajos y medianos no reciben el tratamiento que necesitan.*
- *En muchos lugares del mundo, los pacientes y sus familias pueden ser víctimas de la estigmatización y la discriminación.*

La epilepsia es una enfermedad cerebral crónica que afecta a personas de todo el mundo y todas las edades. Es una de las enfermedades conocidas más antiguas, y ha estado rodeada de temores, desconocimiento, discriminación y estigmatización social durante siglos. Esta estigmatización persiste hoy en muchos países y puede influir en la calidad de vida de los pacientes y sus familias.

Signos y síntomas

La epilepsia se define por dos o más convulsiones no provocadas. Estas convulsiones son episodios breves de movimientos involuntarios que pueden afectar a una parte del cuerpo (convulsiones parciales) o a su totalidad (convulsiones generalizadas) y a veces se acompañan de pérdida de la consciencia y del control de los esfínteres.

Las convulsiones se deben a descargas eléctricas excesivas de grupos de células cerebrales que pueden producirse en diferentes partes del cerebro. Las convulsiones pueden ir desde episodios muy breves de ausencia o de contracciones musculares hasta convulsiones prolongadas y graves. Su frecuencia también puede variar desde menos de una al año hasta varias al día.

Las características de las convulsiones varían y dependen de en qué parte del cerebro comienza la alteración y cómo se propaga. Ocurren síntomas temporales, como pérdida del conocimiento o la conciencia, y alteraciones del movimiento, de los sentidos (incluyendo visión, audición y gusto), estado de ánimo u otras funciones cognitivas.

Las personas con convulsiones tienden a padecer más problemas físicos (tales como fracturas y hematomas derivados de traumatismos relacionados con las convulsiones) y mayores tasas de trastornos psicosociales, entre ellos ansiedad y depresión. Del mismo modo, el riesgo de muerte prematura en las *personas epilépticas en hasta tres veces mayor que en la población general, y las tasas más altas se registran en los países de ingresos bajos y medianos y en las zonas rurales más que en las urbanas. En esos países, una gran parte de las causas de defunción relacionadas con la epilepsia se pueden prevenir, por ejemplo, caídas, ahogamientos, quemaduras y convulsiones prolongadas.*

Datos de la enfermedad

En la actualidad, hay en el mundo unos 50 millones de personas con epilepsia. La proporción estimada de la población general con epilepsia activa (es decir, ataques continuos o necesidad de tratamiento) en algún momento dado oscila entre 4 y 10 por 1000 personas. Sin embargo, algunos estudios realizados en países de ingresos bajos y medianos sugieren una proporción mucho mayor, entre 7 y 14 por 1000 personas. Cerca del

80% de los pacientes con epilepsia viven en países de ingresos bajos y medianos.

Según estimaciones, se diagnostican anualmente unos 2,4 millones de casos de epilepsia. En los países de altos ingresos, los nuevos casos registrados cada año entre la población general oscilan entre 30 y 50 por 100 000 personas. En los países de ingresos bajos y medianos esa cifra puede ser hasta dos veces mayor. Esto se debe probablemente al mayor riesgo de enfermedades endémicas tales como el paludismo o la neurocisticercosis; la mayor incidencia de traumatismos relacionados con accidentes de tránsito; traumatismos derivados del parto; y variaciones en la infraestructura médica, la disponibilidad de programas de salud preventiva y la accesibilidad de la atención.

Causas

La epilepsia no es contagiosa. El tipo más frecuente de epilepsia, que afecta a 6 de cada 10 personas con la enfermedad, es la epilepsia idiopática, es decir, la que no tiene una causa identificable.

La epilepsia con causas conocidas se denomina epilepsia secundaria o sintomática. Sus causas pueden ser:

- *daño cerebral por lesiones prenatales o perinatales (por ejemplo, asfixia o traumatismos durante el parto, bajo peso al nacer);*
- *malformaciones congénitas o alteraciones genéticas con malformaciones cerebrales asociadas;*
- *traumatismos craneoencefálicos graves;*
- *accidentes cerebrovasculares que limitan la llegada del oxígeno al cerebro;*
- *infecciones cerebrales como las meningitis y encefalitis o la neurocisticercosis;*

- *algunos síndromes genéticos;*
- *tumores cerebrales.*

C) Observaciones: recién en 1992 pudo estudiarse bastante la epidemiología de la epilepsia y se estiamaba, de acuerdo a estudios (79), un total de 1.100.000 casos en el mundo

Hoy, como vemos el total asciende a 50 millones, la cifra anterior de la población mundial estaba estimada en 5.300 millones y la actual en 7.300., lo que indicaría un crecimiento que supera al triple inicial.El costo mensual se estima en unos 5 dólares los casos más usuales y los más costosos pueden llegar a 300 dólares.

En EEUU, los costos anuales son de 15,5 mil millones de dólares(80). La cifra puede duplicarse si se traspola a nivel mundial, quizás.Se informan muertes súbitas en el 1/1000 de afectados.

7.- AUTISMO.

A) y B) : Veamos lo que dice OMS, enlace de abril de 2016.-

Preguntas y respuestas sobre los trastornos del espectro autista (TEA)

Preguntas y respuestas
Abril de 2016

P: ¿Qué es el autismo?

R: Los trastornos del espectro autista (TEA) son un grupo de complejos trastornos del desarrollo cerebral. Este término genérico abarca afecciones tales como el autismo, el trastorno desintegrador infantil y el síndrome de Asperger. Estos trastornos se caracterizan por dificultades en la comunicación y la interacción social y por un repertorio de intereses y actividades restringido y repetitivo.
P: ¿Cómo de común es el autismo?

R: Según estimaciones de estudios, un niño de cada 160 padece un trastorno del espectro autista. Nótese que se trata de un promedio: las tasas de prevalencia observadas varían enormemente de un estudio a otro. Algunos trabajos recientes, sin embargo, incluyen tasas mucho más elevadas.

P: ¿Va el autismo acompañado siempre de discapacidad intelectual?

R: El nivel de funcionamiento intelectual es muy variable entre las personas con TEA, pudiendo ir desde un deterioro profundo hasta la existencia de habilidades cognitivas no verbales superiores. Se estima que alrededor del 50% de las personas con TEA también padecen alguna discapacidad intelectual.

P: ¿A qué edad se puede reconocer el autismo en los niños?

R: Detectar un trastorno del espectro autista es difícil durante los primeros 12 meses de vida, pero generalmente es posible establecer un diagnóstico antes de que el niño cumpla los dos años. Son signos tempranos característicos el retraso en el desarrollo de las aptitudes lingüísticas y sociales, o su involución temporal, así como la aparición de determinadas conductas estereotipadas y repetitivas.

P: ¿Qué puede hacer un padre o una madre para ayudar a su hijo autista?

R: El papel de los padres en la prestación de apoyo a un niño con autismo es fundamental. Pueden ayudar a garantizar su acceso a los servicios sanitarios y educativos y ofrecerle el entorno de apoyo y estímulo en cada etapa del crecimiento. Recientemente se ha demostrado además que los padres también pueden ayudar a dispensar tratamientos psicosociales y conductuales a sus propios hijos.

P: ¿Cuáles son las causas del autismo?

R: La evidencia científica disponible parece indicar que existen diversos factores, tanto genéticos como ambientales, que contribuyen a la

aparición de trastornos del espectro autista, influyendo en las primeras fases de desarrollo del cerebro.
P: ¿Puede deberse el autismo a las vacunas infantiles?

R: Según los datos epidemiológicos disponibles, no hay ninguna prueba de que exista una relación entre la vacuna triple vírica (SPR) y los trastornos del espectro autista. Se ha demostrado que los estudios realizados en fecha anterior que apuntaban a la existencia de una vinculación causal presentaban importantes deficiencias de rigor. Tampoco hay ninguna prueba de que exista alguna otra vacuna infantil susceptible de incrementar el riesgo de padecer trastornos del espectro autista. Por otro lado, los exámenes de los datos de apoyo encomendados por la OMS han concluido que no existe correlación alguna entre el uso en las vacunas de conservantes y los trastornos del espectro autista.

Observaciones: Datos epidemiológicos de la década de 1990 en EEUU, estimaban en un 4,4 /10.000 niños, proyectado a nivel mundial, y en 2001 ascendía a un 20/10.000. Datos actuales estiman en un 1 % de problemas del espectro autista en los niños estadounideneses, según el CDC años 2006, relación 4:1 hombres, madres blancas, solteras con mayor riesgo. Superan los datos en Corea a más del doble, y existen diferencias y problemas de comparación de los datos, pero , en todos los casos, lo que sorprende es el exagerado aumento en la prevalencia en los últimos años. Si bien la etiología se atribuye a factores ambientales, no los especifica. Hay estudios que sugieren la participación de los agroquímicos, especialmente el glifosato, en razón de su triple carga electrónica, pasando la barrera hematoencefálica con grupos azufrados, manganeso, magnesio , y otros oligoelementos que traspasan la barrera, produciendo alteraciones en *los sistemas conductivos nerviosos, especialmente la dopamina y sus receptores(81).*

C) *EEUU gasta proximadamente 35.000 millones anuales en gastos directos e indirectos para el tratamiento de los pacientes autistas.La traspolación al 20 % de la población, que es la infantil, su 1 %, serían 74.000 , traspolados a cada autista, importa una suma de 4.730 dólares anuales como gasto individual. Si es el 1 % de la población mundial, serían unos 73.000.000 de autistas : 365.000 millones de dólares anuales(82).*

8.-INFERTILIDAD.-

A) Si bien es un tema polémico desde la falta de una definición precisa, y a la ausencia de tasas con datos fehacientes, se sabe que al menos en estos días, en los países donde se consulta con relativa frecuencia, existe un promedio de 17 % de parejas infértiles. La proliferación de clínicas de fertilización asistida, la relación causal con los disruptores endócrinos conocidos, la asistencia estatal legislada en varios países como la Argentina, delatan de por sí un problema que avanza en proporciones no vistas anteriormente de 1950. Tanto los químicos disrruptores, como los productores de endometriosis, y en generaciones posteriores disminución de la testosterona y aumento de la actividad estrogénica, malformaciones de los órganos sexuales, con feminización y órganos sexuales con alteraciones anatómicas, criptorquidia, y la masculinización de hembras vistas en investigaciones con animales, nos dicen bastante. Y el otro más serio, es la disminución de la cantidad de espermatozoides y su calidad, en un 50 % en los últimos 30 años. Un estudio epidemiológico liderado por Hagai Levine, de la Escuela de Salud Pública de Sadai

Hadassa Braun, de la Universidad Hebrea en Jerusalén, determina un descenso del 40 % desde 1973 a 2011, con un descenso anual de 1,4 %. Si bien la OMS dice que la concentración baja no evidencia un signo de infertilidad, lo que en realidad dan los datos , es que, por un lado los problemas femeninos han aumentado y este estudio en los hombres termina por confirmar la posibilidad de la acción de los químicos, que , investigados en los animales determina estas alteraciones, son, en la práctica, las mismas que hoy presentan en su mayoría las parejas de la especie humana.

Si tomamos un 40 % de mujeres totales, como la edad fértil de la vida, conformarían 16.425 millones de mujeres, y un 17 % determinan 2.761 millones de mujeres probablemente infértiles. Consultantes solamente 0.56 %

B) El aumento en la cantidad de clínicas de fertilización en el mundo, como la relación aproximada de un 20 % de parejas infértiles, habla a las claras del problema y despejan las dudas para ser atribuídas al estrés, cigarrillo, o la obesidad. La OMS determina aún más polémica al cambiar las definiciones de esterilidad.

C) Los costos estimados por cada tratamiento oscilan en unos 5.000 dólares en nuestro país. Lamentablemente, no hay estadísticas confiables. La obra social de los empleados públicos de la Provincia de Santa Fe, que tenía en el año 2013 ya más de 500.000 afiliados, ha difundido en 2018, que entre los años del 2014 al 2017 ha autorizado más de 1.700 tratamientos de fertilización, lo que estima casi 50 por año.En este caso , los consultantes tratados son un 0.56 %, pero no determina la totalidad de los que tienen el problema, sino sólo aquellos que pueden concurrir a los establecimientos, y conocemos las desviaciones dadas por cobertura y oportunidad- Aún sí estimado por esto, y traspolado a la población general, determina una población de 2.190.000 consultantes a un costo de 5.000 dólares, con un total de más de diez mil millones de dólares.(sólo estimación probable, a modo de tener al menos una cifra, insegura, pero útil a los fines de estimación global, al carecer de datos más ciertos)

Es clara la curva dada por el Banco Mundial,. de las tasas de fertilidad desde 1960 a 2016, lo que deja a las claras el descenso de la misma: mientras en 1960 se ubicaba en 4,984 por mujer en edad fértil, en el 2016 se encontraba en 2,439 , lo que deja a las claras un disminución de prácticamente un 50% en poco más de medio siglo (83).Las razones no se explican, aunque la educación podría ser uno de los factores.

9.- CRIPTORQUIDIA

A) La colocamos aquí, en razón de que los químicos han producido un aumento en la presencia al nacimiento, y que la mayoría de los casos, de acuerdo a investigaciones (84), aún operados en tiempo, finalizan con esterilidad. Es conocida su relación con el cáncer testicular y otros trastornos testiculares.

B).- El estudio de la Dra.Fernández (85), determina una prevalencia del 2 a 3 % de los nacidos a término y hasta un 30 % de los niños de pretérmino, y en descenso posterior, aclarando que no coincide con lo observado en la adolescencia, donde se encuentra con una prevalencia de hasta el 7 % en edades prepuberales. Asimismo, en cuanto a la etiología de factores ambientales, refiere que cualquier agente que actúe en la etapa de desarrollo del gubernaculum y el descenso testicular, puede determinarla, como los fttalatos, el antecedente de diabetes materna y obesidad, y el papel antiandrogénico de pesticidas, inssecticidas, aditivos alimentarios, a los que menciona no disponer de datos totalmente veraces, pero posibles..

c) El costo estimado de una cirugía promedio se encuentra cercano a los 4.000 dólares. Si se operase solamente el 1 %, la totalidad sería de 730 millones de afectados, y a operarse solamente 7,3 millones, lo que importaría una suma de 29.200 millones de dólares.

10.-MALFORMACIONES CONGÉNITAS Y MUERTES NEONATALES.

A) Colocamos a éstas y la mortalidad nenonatal, en razón de que se han encontrado en lugares específicos a causa de agroquímicos, amén de muertes fetales, un desmesurado y desproporcionado aumento de las tasas en hijos de mujeres embarazadas expuestas, y tal como lo revelan trabajos de investigación en animales. No existen estadísticas por causas conocidas, pero sí algunos datos dispersos, lo que puede determinar al menos una estimación en la intervención de estos problemas de salud pública. La mortalidad nenonatal se incluye en razón de que las malformaciones impactan en un 40 % en la tasa.

B) Datos OMS   **Anomalías congénitas**

7 de septiembre de 2015

Datos y cifras

- *Se calcula que cada año 303.000 recién nacidos fallecen durante las primeras cuatro semanas de vida en el mundo debido a anomalías congénitas.*

- *Las anomalías congénitas pueden ocasionar discapacidades crónicas con gran impacto en los afectados, sus familias, los sistemas de salud y la sociedad.*
- *Los trastornos congénitos graves más frecuentes son las malformaciones cardíacas, los defectos del tubo neural y el síndrome de Down.*
- *Las anomalías congénitas pueden tener un origen genético, infeccioso o ambiental, aunque en la mayoría de los casos resulta difícil identificar su causa.*
- *Es posible prevenir algunas anomalías congénitas; por ejemplo hay medidas de prevención fundamentales como la vacunación, la ingesta suficiente de ácido fólico y yodo mediante el enriquecimiento de alimentos básicos o el suministro de complementos, así como los cuidados prenatales adecuados.*

Las anomalías congénitas son en muchos países causas importantes de mortalidad infantil, enfermedad crónica y discapacidad. En 2010, la Asamblea Mundial de la Salud adoptó una resolución sobre defectos de nacimiento en la que se pidió a todos los Estados Miembros que fomentaran la prevención primaria y la salud de los niños con anomalías congénitas mediante:

- *el desarrollo y fortalecimiento de los sistemas de registro y vigilancia:*
- *el desarrollo de conocimientos especializados y la creación de capacidades;*
- *el fortalecimiento de la investigación y los estudios sobre la etiología, el diagnóstico y la prevención;*
- *el fomento de la cooperación internacional.*

Definición

Las anomalías congénitas se denominan también defectos de nacimiento, trastornos congénitos o malformaciones congénitas. Se trata de anomalías estructurales o funcionales, como los trastornos metabólicos, que ocurren durante la vida intrauterina y se detectan durante el embarazo, en el parto o en un momento posterior de la vida.

Causas y factores de riesgo

No es posible asignar una causa específica a cerca de un 50% de las anomalías congénitas. No obstante, se han identificado algunas de sus causas o factores de riesgo.

Factores socioeconómicos y demográficos

Aunque los ingresos bajos pueden ser un determinante indirecto, las anomalías congénitas son más frecuentes en las familias y países de ingresos bajos. Se calcula que aproximadamente un 94% de *las anomalías congénitas graves se producen en países de ingresos bajos y medios, en los que las mujeres a menudo carecen de acceso suficiente a alimentos nutritivos y pueden tener mayor exposición a agentes o factores que inducen o aumentan la incidencia de un desarrollo prenatal anormal, en especial el alcohol y las infecciones. La edad materna avanzada también incrementa el riesgo de algunas alteraciones cromosómicas, como el síndrome de Down, mientras que el riesgo de determinadas anomalías congénitas del feto aumenta en las madres jóvenes.*

Factores genéticos

La consanguineidad aumenta la prevalencia de anomalías congénitas genéticas raras y multiplica casi por dos el riesgo de muerte neonatal e infantil, discapacidad intelectual y otras anomalías congénitas en los matrimonios entre primos hermanos. Algunas comunidades étnicas, como los judíos asquenazíes o los finlandeses, tienen una mayor prevalencia de mutaciones genéticas raras que condicionan un mayor riesgo de anomalías congénitas.

Infecciones

Las infecciones maternas, como la sífilis o la rubéola, son una causa importante de anomalías congénitas en los países de ingresos bajos y medios.

Estado nutricional de la madre

Las carencias de yodo y folato, el sobrepeso y enfermedades como la <u>diabetes mellitus</u> están relacionadas con algunas anomalías congénitas. Por ejemplo, la carencia de folato aumenta el riesgo de tener niños con defectos del tubo neural. Además, el aporte excesivo de vitamina A puede afectar al desarrollo normal del embrión o del feto.

Factores ambientales

La exposición materna a determinados plaguicidas y otros productos químicos, así como a ciertos medicamentos, al alcohol, el tabaco, los medicamentos psicoactivos y la radiación durante el embarazo, pueden aumentar el riesgo de que el feto o el neonato sufra anomalías congénitas. El hecho de trabajar en basureros, fundiciones o minas o de vivir cerca de esos lugares también puede ser un factor de riesgo, sobre todo si la madre está expuesta a otros factores ambientales de riesgo o sufre carencias alimenticias.

No se mencionan las investigaciones puntuales respecto a la intervención de los agroquímicos en la producción de malformaciones en los hijos de embarazadas expuestas, pero existen investigaciones al respecto. (86)

[Escriba texto]

C) Costo promedio atención R.N. con malformaciones congénitas: 55.000 dólares.(87)

(máximo a veces de hasta 285.000 dóalres.)

Fallecidos: 330.000 (50 % prob. Causas químicas= 202.000 muertes neonatales

Frecuencia atención de malformaciones RN vivos: 3 %.Se estima en 3 % de RN con malf. X 55.000= 6.570.000 x 55.000 = 328.500 millones de dólares y 330.000 fallecidos. (2/3: 202.000 muertes; 4.380.000 enf.anuales, a un costo de 240.900.000 u$s)

11.-INMUNOLÓGICAS. ALERGIAS Y COLAGENOPATÍAS (más SÍNDROME QUÍMICO MULTIPLE)

A) este grupo de problemas de salud, de relativa frecuencia, baja mortalidad,pero de mucho sufrimiento personal y familiar, con pérdidas importantes de días de trabajo y de la calidad de vida, se insertan en razón de que las alteraciones de los linfocitos, macrófagos y su posición en el medio extracelular frente a los procesos inflamatorios del estrés metabólico, son las mismas que en los otros padecimientos, y en el convencimiento de que quizás la genética tenga una relativa importancia, pero la mayor incidencia en la aparición y el aumento de la prevalencia y el aumento de nuevos casos, relacionados con los químicos, son de la mayor importancia, a pesar de las contradicciones empresariales en este sentido. Pero tanto los estudios de localización geográfica y su relación con las industrias y sus deshechos, como asimismo muchos de los químicos involucrados en las reacciones que provocan con la sintomatología. Los procesos autoinmunitarios tienen una estrecha relación con los procesos inflamatorios de la matriz extracelular y la producción posterior de citoquinas, y los demás elementos que alteran al sistema inmunitario.Si bien existen investigaciones, también hay polémicas al respecto, en razón de que las investigaciones requieren mejor detalle y enfoque dirigido al specto central de las alteraciones del medio extracelular.

B) De acuerdo a lo que menciona la World Allergy Organization, el desmesurado aumento de la prevalencia, actual en un 40 % de la población, especialmente jóvenes y niños, aunque más serio en adultos, incluyen : asma, urticaria, angioedema, rinitis, anafilaxia, alergia a drogas, alimentos e insectos, conjuntivitis. Se estiman unos 300 millones de personas con asma, y unas 250.000 muertes por año por asma en el mundo.

Colagenopatías: - se estima una prevalencia de 30/ 100.00 con artritis reumatoidea, y con un relativo aumento en algunas zonas, del 05 al 1 %, predominante en mujeres.

Lupus Sistémico: se ha triplicado en los últimos 40 años de 1 a 25 / 1000.000 se ha disparado a 20 a 150 / 100.000 personas(88).

Esclerodermia: prevalencia del 30 a 70 / 100.000 personas.

Esclerosis múltiple (informada como neurológica, pero se ha encontrado que inicialmente hay procesos inflamatorios en la glia y vainas de Schwan, lo que indicaría más un problema propio de la matriz extracelular). España informa 47.000 afectados, Europa 700.000, México 15 a 18 / 100.000, Argentina 20 / 100.000 en 2007 y 35 / 100.000 en 2017. Europa y EEUU en conjunto: 150 / 100.00. Habría unos 2,5 millones de afectados en el mundo y 1800 casos nuevos anuales. Cómo se explica la esclerosis si no es por la acción de los químicos?. Su aumento es del 100 % en 15 años, no se sabe por qué predomina en mujeres y jóvenes. Islandia que no tenía casos en 1945, hoy padece 32/ 100.000 (89)

C) Costo de la esclerosis múltiple: 20.600 euros/ año, la aguda.- Moderado: 48.500 euros y la afección severa 68.700 euros/años (90),promedio de 60.000 dólares. Afecta en la actualidad a 2,3 millones de personas (Comité Mexicano para el Tratamiento y la Investigación de la Esclerosis Múltiple),afecta de 100 a 300 personas cada cien mil habitantes.Solamente un 40 % se encuentran bajo tratamiento y un 90 % de ellas bajo tratamiento estatal. Existe un aparente aumento de la afección, aparece en un 75 % entre los 20 y 40 años, en una relación 3/1 en mujeres.

Lupus:: de 300 a 2.000 dólares mensuales.(casos más caros existen)(90).

Artritis reumatoidea: desde 1.600 y hasta 158.000 dólares de acuerdo a cada caso, promedio menor a dos mil dólares(91).

Dado el carácter altamente variable de los casos de alergias, no puede precisarse el costo, sí las mortales, que son de alto costo.

Poco puede decirse del Síndrome Químico Múltiple, solamente declarado como enfermedad por España, los demás países encuentran los mismos síntomas variables, con distintos nombre, y una prevalencia sumamente variable de casos típicos que van de 0.5 a 4 % y casos leves de 15 y hasta 30 %, y es aquí donde la química juega sola frente al organismo humano. Requiere, que los demás países investiguen la presencia del mismo en cada lugar, para lo cual falta decisión política.

12.-ALZHEIMER.-

De acuerdo al informe mundial 2015 de Alzheimer Disease International, esta afección va en progresivo amento, como también en los problemas de atención y costos. Su variable prevalencia en zonas geográficas la hace similar a las ECNT. La Alzhemiers Association, si bien la vincula con traumas, expone una estrecha relación con la diabetes. Se conoce que se depositan placas de amiloide en zonas cerebrales Se estudian en España la participación del estrés oxidativo y la permeabilidad de la barrera hematoencefálica cerebral, y el uso de antioxidantes ha mejorado algunos casos.(92) Se estudian el fluoruro, glutamato sódico,edulacorantes artificiales. Y metales pesados, como el mercurio, sin datos concluyentes aún. Pero dado el estrés oxidativo presente y la estrecha relación de la diabetes y Alzheimer, se la grupa aquí.

A.-Se estiman 46 Millones de personas con Alzheimer. Un crecimiento de la prevalencia en un 30 % en 2010 en los últimos 30 años .

B.-Prevalencia: 4,6 % en Europa, 8,7 % en Africa y 5 a 6 % en otros lugares. Costo 604.000 millones de dólares en 2006 y asciende a 818.000 millones de dólares en el 2015 (84)

El Alzhemier ha aumentado un en un 55 % desde 1999 al 2014, un 4 % de la mortalidad total es por esta afección en EEUU.(informe CDC). Es, en sí, una afección mortal.

13.-HIPOTIROIDISMO:

A) y B) En un estudio en Chile (Liberman),por la Encuestas Nac.de Salud 2009/2010, la prevalencia en ambos sexos fue del 19,4 %,considerados altos en relación a la literatura mundial .En Salto, Uruguay, la Sociedad Uruguaya de Endocrinología dice que al menos 3 de cada diez habitantes de Salto , tienen una disfunción tiroidea, y entre las hipótesis se citan la posibilidad de la relación con los agroquímicos y las hormonas en frutas y verduras. OMS en 2016, citaba un número de 700 millones de afectados en el mundo por hipotiroidismo.El Instituto Mexicano del Seguro Social manifiesta que es la segunda enfermedad endócrina más frecuente después de la diabetes mellitus, y cuya prevalencia mundial oscila entre 01-0,2 %, más frecuente en mujeres y aumenta de 7 a 10 % en mayores de 60 años. Ligada a cambios metabólicos como dislipidemia, coagulopatías, hipertensión, disfunción endotelial,trastornos menstruales y problemas cardiovasculares..- El aumento en los pobladores de zonas fumigadas parece ser importante, a pesar de los pocos datos.

c) Un análisis de costos en un estudio realizado en Madrid (93), determina una estimación aproximada de unos 1.800 dólares anuales por paciente hipotiroideo por consultas,laboratorio y medicamentos, sin ningún otro costo adicional por otros rubros. Si de los estimados en 700.000.000 afectados probables por año en el mundo, atribuímos 2/3 a los químicos,serían unos 460.000.000 a promedio 1.800 dólares.(828.000.000.000 dólares aprox.)

MIRANDO LOS NÚMEROS, OBSERVANDO LOS SALDOS.

En primer lugar damos los números ,estimados, por supuesto, pero sí indicativos , y no los totales, sino , por razones de que no se puede dar por sentado que todos los problemas de mortalidad son consecuencia de los químicos, sí por lo menos, dado el crecimiento de estos problemas, podemos atribuírles al menos su participación en los 2/3 de los casos, y tomando este promedio ,aquí los números:

MORTALIDAD GENERAL: 59.000.000 anual

MORTLIDAD POR ECNT: 41 MILLONES (70 % DEL TOTAL)

Cardiovasculares: 17,9 milllones

Cáncer: 9 millones.

Diabetes: 1,6 millones

Respiratorias:: 3.9 millones

Si a estas muertes por afecciones crónicas apartamos 2/3, en razón de que la triplicación de los casos la atribuímos,sino totalmente, al menos en casi su totalidad:

27.330.000 muertes de ECNT atribuídas a los químicos.

Existen en el mundo aprox. Unos 422 millones de diabéticos, de los cuales 2/3 (281 millones) atribuibles a los químicos, a un costo de 800 dólares mensuales (224800 millones dólares).América Latina gasta 30.000.000 u$s,un 2,5 a 5 % del gasto total en salud, para un 38 % de afectados en una población de 626 millones .(más de 237 millones de afectados), un total superior a 50.000 millones en el mundo

Respecto del cáncer, O.M.S. refiere un gasto global de 1,16 billones de dólares

(2/3 implicarían 773 mil millones de dólares. Con un total de muertos de 9 millones.

Cardiovasculares: América Latina gasta más de 30.000 milllones de dólares para una población de 626 millones, traspolados a 4.867 millones de personas (2/3 del total de afectados anuales)), importarían unos 22.325 millones de dólares para los dos tercios de afectados.

Parkinson: 6.3 millones de afectados a un costo de 30.000 dólares anuales cada uno. Si tomamos, casi arbitrariamente, en razón de no ser tan esctrictos en una afección poco conocida aún, estimando un 50 %, serían 3,15 millones, costo total 9,45 billones de dólares/año.

Insuficiencia Renal Crónica: 2/3 implican 400 millones de afectados, de los cuales un 10 % en fase terminal. Costo aproximado en fases inicales 17.500 dólares, y 50.000 dólares en fase terminal.

17.500 x 396 millones= 6,93 billones de dólares.

50.000 x 4 millones: 200.000 millones de dólares anuales.

2,3 millones mueren anualmente por falta de accesibilidad al tratamiento.

__Celíacos__: estimados en 10 millones de afectados , a un costo anual promedio de tratamiento alimentario mas consultas, de 4700 dólares anuales, costo total de 30.400 millones de de dólares.No se adicionan las intercurrencias, más frecuentes en los celíacos que en la población general.

EPILEPSIA: en el mundo hay unos 50 millones de afectados (1992 había 1,1 millones), 2/3 gasto total estimado 31.000 millones de dólares. = 20.000 millones de dólares gasto anual. Debe tenerse en cuenta el riesgo aumentado a cuatro veces de muerte prematura de estos pacientes.

AUTISMO: Si traspolamos los datos insertos previamente, a dos tercios, implica un gasto anual cercano a los 200.000 millones de dólares. Su gasto anual.

INFERTILIDAD: 2.190.000 parejas consultantes en total, 2/3: 1.460.000 parejas atribuíbles a los químicos, con un costo anual estimado de 7.300 millones de dólares. No se estiman los costos fuera del tratamiento.

CRIPTORQUIDIA: 73 MILLONES DE AFECTADOS, COSTO CIRUGÍA 4.000 DÓLARES. Si se operase solamente un 1 %: 730.00 pacientes, el gasto total 29.200 millones de dólares.

MALFORMACIONES CONGÉNITAS:

303.000 MUERTES POR m.c.; 2/3: 201.000 MUERTES. 3 % DE LOS r.n. VIVOS TIENEN MALF. CONGÉNITAS. TOTAL ESTIMADO 6.570.000 RN, A UN COSTO DE 55.000 DÓLARES

PROMEDIO : 361.350 MILLONES DE DÓLARES..

INMUNOLÓGICAS Y COLAGENOPATÍAS: La evaluación, al poseer estadísticas poco confiables, es sumamente complicada y sujeta a error, por lo cual solamente se dan estimaciones aproximativas con una variación no estimada correctamente. Sólo se da de acuerdo a los dato disponibles:

ASMA: LA PADECEN 300 MILLONES DE PERSONAS, 250.000 MUERTES POR ASMA. Costo estimado por quimicos: 400.000 millones de dólares anuales totales.

Costo tratamiento: 200 millones 2/3 a 2000 dólares anuales: 400.000 millones de dólares.

COLAGENOPATÍAS: 3,5 a 4 millones de personas la padecen, un porcentaje variable muere por estas afecciones, si estimamos un 10 % : 350 a 400.000 muertes. Costo tratamiento 2/3: 150.000 millones (variable).de dólares.

ALZHEIMER:

- *46 millones de afectados -818.000 millones de gasto anual, la afección es mortal,aunque no pueden estimarse datos preciso anuales de éstas.*

En el siguiente cuadro, colocamos el total de muertes por afección, el número de afectados en tratamiento, y su costo. Determinamos los totales, con las probables diferencias numéricas, de las que hacemos salvedad.

[Escriba texto]

Al finalizar, estimamos lo que correspondría a los químicos, cuyas causales han sido expuestas

ENFERMEDADES	MUERTES(mill.)	ENF. Y DISCAP(mill)	COSTO (mill.u$s)
E.C.N.T	41 (a)		
DIABETES	1,6	422	337,6
CÁNCER	13,3	14,1	1.160.000 (l)
CARDIOVASC.	17,9	2.775	35.103.750
PARKINSON	0,6	6,3	189.000
I.R.C.	2,3	600 (60-II)	105.250
CELIAQUÍA	--	10	30.400
EPILEPSIA	0,05	50	31.000
AUTISMO	--	73	365.000

INFERTILIDAD	■	2.761 (219-III)	10.950
CRIPTORQUIDIA	--	730 (7,3 –IV)	29.200
MALFORM. CONG.	0,303	6.570	328.500
ASMA	0,250	300	600.000
COLAGENOP.	0,4	3,5	200.000
ALZHEIMER	0,184	46	604.000
HIPOTIROIDISMO	--	700	1.260.000
ESCLEROSIS MÚLT.	--	2,5	150.000
TOTALES	47,387	4.515,347 (V)	39.997.287,6

Ref.: *a) Se toman 41 millones en lugar del cáncer, cardiovascularess y diabetes, en razón* de la discordancia de los datos ofrecidos por la OMS-

I.- Gasto total en EE.UU solamente, los datos de otros países son dispares y no se toman en cuenta, pero es indudable que la suma es mayor.

II.-Solamente se toma al 10 % ,que son los que se tratan, el resto no consulta.

III.- 15.461 parejas consultantes, no el total, resto no consulta.

IV.- Solamente el 1 % consultantes.

V.- Son totales, pero debe tenerse en cuenta que muchos padecen de varias afecciones, por lo que número final de personas puede ser sensiblemente menor.

Nota: no se datan las afecciones respiratorias, por la amplia variabilidad de datos disponibles, tampoco la endometriosis, la sensibilidad química múltiple y las alergias en general (aquí solamente datos de asma), razones por las cuales los datos no *son precisos, sino estimativos; las colagenopatías datos parciales.. Sin embargo útiles para lo que se desea notar.*

Nota: no se datan las afecciones respiratorias, por la amplia variabilidad de datos disponibles, tampoco la endometriosis, la sensibilidad química múltiple y las alergias en general (aquí solamente datos de asma), razones por las cuales los datos no son precisos, sino estimativos; las colagenopatías datos parciales.. Sin embargo útiles para lo que se desea notar.

LAS CAUSAS DEL SILENCIO

2/3 DE ENF.CRÓNICAS ATRIBUÍBLES A QUÍMICOS

MUERTES(mill.)	ENF. Y DISCAP. GASTO(x)
31.591 26.664.858,	3.010,231

(x): en millones de dólares.

En definitiva, lo que anualmente causarían los químicos, se estiman en unos 31.591.000 de muertes, poco más de 3.000 millones de personas afectadas(quizás 2.000 por lo ya apuntado), lo que rondaría entre 27 % y 40 % de la *población mundial que anualmente se enfermaría por causa de los químicos, y a un costo global anual de poco más de 26,6 billones de dólares.*

Así queda claro el porqué de la resistencia a las investigaciones que delatan el problema, de la "batalla a los fundamentalistas", la desgraciada comparación de los ecologistas con los borrachos, y de la lucha sin cuartel que las multinacionales emprenden contra cualquiera que se oponga o pretenda decir la verdad de lo que ocurre, y las acusaciones de pretender frenar el progreso, y ataque a los científicos que dicen la verdad de lo que ocurre, y las ingentes sumas ique invierten en su ocultamiento, y desplazar a todo lo que se oponga. Si las muertes, enfermos, discapacitados, y los costos los multiplicamos por el tiempo transcurrido, se conforma un mar de muertos, millones de personas y sus familias que padecen los sufrimientoss y ni hablar de que tuviesen que pagar los costos.

CAPÍTULO V.

E.C.N.T = UNA GUERRA SILENCIOSA

CONCLUSIONES :

Si bien son números estimados, en razón de que la confiabilidad de los datos, como suele ocurrir, sin imprecisos, incluso los datos de OMS, por lo que las estimaciones solamente estiman, pero seguramente son indicativos del alto impacto de los químicos en la salud, y teniendo en cuenta que no se estiman aquí los costos personales, como de la calidad de vida de los afectados, y de sus familiares, cuya carga deberá hacerse, pero con mejores datos. Los que se encuenttran aquí no son concluyentes, pero al menos puede estimarse:

<u>*Muertes:*</u> *Probablemente cerca del 42 % del total de muertes podrían ser atribuídas a los efectos de los químicos, a mediano y largo plazo, ya que no figuran las intoxicaciones agudas por su pobre confiabilidad. La epidemia del siglo de*

acuerdo a los datos de OMS refiere un 38 % de las muertes por las ECNT.Sin embargo, no menciona otras causas como las que aquí figuran y que los estudios rresponsabilizan a los químicos.

<u>*Carga de Morbilidad general*</u>*: cerca de un 28 % % de la población se encuentra afectada anualmente por los efectos de los mismos.*

<u>*Gasto total en salud:*</u> *Poco más de 91,36 billones de dólares se deberían gastar a través de los Estados, de las obras sociales, la medicina prepaga y los gastos personales, cifra que sobrepasa al PBI mundial estimado en 75 billones, lo que explica la resistencia que se opone a los efectos del mercado mundial*

No se incluye la carga de calidad de vida, en modo de pérdidas por la misma, en razón de carencia de datos, tampoco los referentes a la carga personal y familiar que estas afecciones causan. Podrían inferirse, pero los datos ofrecidos hasta aquí, son la causa principal de porqué las empresas muntinacionales niegan ser los causantes de la Epidemia del Siglo. El esfuerzo de ajuste de cifras sería válido si en realidad pudiese tratarse seriamente el pago por quienes son los responsables. Explica claramente la causa de las descalifidaciones a cualquier progfesional en desacuerdo.

Creo que el mejor modo de satisfacer parte de la veracidad de lo que aquí se escribe, es la formación de GRUPOS DE PREVENCIÓN("Listado de Personas Orgánicas"), cuya guía se dará al final, a los fines de demostrar no ya la causa, porque es hora de saber que está demostrada a pesar de la resistencia en contrario, sino de hacer saber que aquellos que pueden cuidarse mejor, peden o no tener problemas de salud, pero no en la asombrosa carga que hoy se da, de demostrar que otro modo de vivir es posible, que la dirección del desarrollo económico , si bien tiene su participación, no es el modelo individual a seguir, sino el camino del desarrollo como seres humanos, pensantes, interdependientes, pero no del modelo cultural que se ofrece, sino crítico, con una sana alimentación en serio, mirando más al interior de cada uno, y de mantener vínculos relacionales simples, tando desde el punto de vista emocional como cerebral, y ejercitando el cuerpo para mantenerse bien, para una vida plena a pesar de la edad..

POR QUÉ " GUERRA SILENCIOSA"

DATOS COMPARATIVOS:

1.- La Primera Guerra Mundial,de 1914 a 1918, dejó un saldo de 31.000.000 de muertos aproximadamente, y unos 23 millones de heridos y mutilados. Costos estimados en unos 180.000.000.000 de dólares.

2.- La Segunda Guerra Mundial, de 1939 a 1945, un saldo de 70 a 83 millones de muertes (3,75 % de la población mundial), no hay una clara estimación de heridos y discapacitados, cifras variables alrededor de 38 millones de heridos y discapacitados según algunos, y se estimó un costo aproximado ligeramente superior al billón de dólares.

3. -La Guerra Silenciosa de los Químicos, así denominada por su impacto en costos de iguales ítems, **anualmente,** *estimamos: 21.585.000 muertes, cerca de 20.000.000 de enfermos, y un costo cercano a los 91,36 billones de dólares. Con la*

[Escriba texto]

*diferencia de que la primera guerra duró menos de 5 años, y la segunda seis, y esta última es **anual** y compromete en muertes a un 43 % de la población mundial en muertes, y casi un 36 % de la población se encuentra enferma anualmente.*

Si bien las variables no son precisas, como tampoco las cifras de las guerras, una comparación de este tipo es para una observación rápida de lo que sucede en resultados de enfermedades y muertes. Por lo mismo, una graficación como la siguiente, permite apreciar mejor el grave problema que la población mundial enfrenta:

GUERRA	MUERTOS	HER.-DISCAP.	COSTOS
1ª.G.M. mill	31	23	180.000

[Escriba texto]

2ª.G. M.	70-83 (X)	38	1| Bill. y +
G.SIL.	31,521 (xx) 3.010.231 (xxx)		26,664 bill.

(x)   3,75 % de la pobl.mundial promedio en esos años.

Por Químicos: (xx): 42 % de la mortalidad general.. 2,95 % población total año

(xxx): alrededor del 28 % de la pobl.anual enferma y discap.en

Millones.

NOTA:

Tener en cuenta que la duración de las guerras 1ª. Y 2ª. se cuentan en años, y la Silenciosa son números estimativos anuales, lo que evidencia a las claras la magnitud del problema. Su comparación se da en términos de la alta morbilidad y mortalidad de la denominada "Epidemia del Siglo", porque por un lado, las empresas multinacionales insisten en la inocuidad de lo que fabrican y esparcen por el mundo, con mercenarios en el frente, y por el otro, los padecimientos globales de las perssonas no pueden esconderse; ya no se puede.Tampoco las estadísticas son fiables.

El problema del aumento logarítmico de los problemas crónicos de salud en la especie humana de los últimos años, en referencia a su mortalidad y morbilidad general con las secuelas de incapacidades derivadas, por su cantidad y proporción relativa a la población general, lo hace asimilable a una guerra de exterminio, por lo que consideramos mejor que llamarla epidemia, una guerra silenciosa, oculta tras la cultura impuesta por los gobiernos débiles, por las autoridades responsables, por el ocultamiento de una realidad cruda. Porque en definitiva, es una larga lucha de decenios en que se insiste por parte de los sufrientes, cada vez en mayor número, teniendo al frente a los grandes grupos empresariales, que, manejando los medios de comunicación globales, persisten en ocultar y mantener una cultura del engaño. Engaño que se extiende a la ciencia, atravesada por mercenarios profesionales que han introyectado en sus mentes el sistema cultural del libre mercado.Las causas las hemos marcado en los párrafos finales del capítulo anterior.

En referencia a los costos, si bien en las guerras se han estimado en pérdidas de armamentos, y sin tener en cuenta las discapacidades y calidad de vida, tampoco se tiene en cuenta en la silenciosa los costos individuales, familiares y económico-sociales, como tampoco la calidad de vida; menos aún pueden estimarse en referencia a los daños ecosistémicos y medioambientales, lo que directamente es inestimable, y creo, es la cuestión central por la cual las empresas multinacionales invierten ingentes sumas de dinero para eludir tamaña responsabilidad, tanto en las vidas como en el planeta.

Estamos convencidos de que estamos hablando de daños claros y superlativos, incluso de que los medioambientales puedan no tener retroceso, lo que pone en serio peligro la existencia misma de la especie humana. Razones, argumentos, motivaciones, investigaciones, y una estantería empresarial que muestra una realidad inexistente, cuando los daños están a simple vista, y son inocultables.¿ Tendremos que esperar que aumenten aún más para que todos puedan darse cuenta del gran fraude que la sociedad entera vive? Creo que es hora de comenzar en serio con los planteos de cambios y urgentes, si queremos salvar lo mejor que se pueda. La naturaleza nos ha venido preparando durante milenios para los cambios paulatinos que aparecen, pero no se ha preparado para la presencia de los químicos que se dan en pocos años en relación a la vida desde su aparición. Hay ya muchas organizaciones que luchan para cambiar este estado de cosas, se ha llegado hasta el Tribunal Monsanto,por el glifosato, por ser el más evidentemente dañino, pero hay muchos más químicos, que solos o agrupados ingresan sin permiso al organismo para dañarlo, matarlo o alterar la epigenética y persistir con los daños a las generaciones venideras, con el riesgo claro del problema de la infertilidad, de alteraciones confusas a nivel sexual que impiden la procreación, con daños neurológicos que dañan la inteligencia que nos diferencia ,con sufrimientos que cada año se hace más difícil y oneroso soportar, individualmente, desde lo familiar y desde los mismos Estados, por el excesivo peso económico. No se trata de responsabilizar, de culpar, se trata de frenar los daños, de estudiar cómo reparar, y de que la especie humana persista en el planeta.

Sabemos que no son números definitivos ,exactos y plenos; solamente es, en definitiva, una aproximación a la realidad , una estimación de la magnitud del problema que la humanidad enfrenta. Puede acusarse de poca cientificidad a lo escrito, de algunos datos no tan certeros (la Epidemiología nunca los tiene), pero lo que no puede dejar de afirmarse es que se escribe acerca de un problema y que debe verse como tal, si se desea enfrentar su solución, y ese es el destino de esto, no abrir una polémica acerca del progreso o de los que algunos llaman "fundamentalistas" o ""retrógrados", es una tontera y a la vez una caída libre no ver lo que en realidad sucede .Tampoco es una pelea de números, sino una estimación escasa de la magnitud de los daños, aunque la batalla por los números la hagan los directivos de las grandes empresas y todos aquellos dirigentes sociales cooptados por las mismas.

A pocos parece llamarles la atención de que los trabajos científicos deban citar si los autores tienen o no " conflictos de intereses". Ello nos marca claramente la ausencia de ciencias "puras", hoy la ciencia es según quién la escribe y desde dónde sostiene sus supuestos básicos subyacentes, propio de la cultura liberal y materialista. La ciencia al servicio de intereses primordialmente comerciales; así de simple. Los datos epidemiológicos, los números, son manejables, más maleables que las personas que estudia; las cifras de las tasas de la mortalidad infantil lo marcan a las claras, de qué modo se pueden mejorar con poca inversión: aunque las muertes disminuyan, los niños permanecen en el sufrimiento. Pero no es la manera de manejar los problemas de las personas.-

CAPÍTULO VI.-

***CONSIDERACIONES
METODOLÓGICAS DE PREVENCIÓN
Y UTILIDAD DEMOSTRATIVA.***

<u>*AGRUPARSE PARA DEFENDERSE*</u>

*La
mejor manera de enfrentar este grave
problema, al menos por ahora, es no salir
a combatir a una cultura impuesta, sino a*

intentar nuevos modos de vivir, y, en la medida de los posible, tratar de que a nuestro cuerpo ingrese la menor cantidad de químicos posibles para vivir más sano, en plenitud, sin que desde la edad media o antes o después, tegamos que concurrir con perioricidad a los servicios médicos, los que en poco años será en la práctica imposible mantener los costos de atencion al nivel actual. Los gastos van en aumento, los fármacos igual, y a la par de la cantidad de enfermos, quizás pueda ser poco probable que la cobertura de la que se dispone hoy pueda permanecer en el tiempo.

Quizás no todos comprendan que existe otro modo de vivir, de encontrarse con su interior para un mejor desarrollo, y uno de los pilares es mantenerse libres (lo mejor que se pueda), y a la vez unidos por el mismo objetivo: trascender la cultura, vivir mejor, más sano, respirar aire más puro, agua apta para el consumo, alimentarse mejor.

En las palabras anteriores se dicen dos contenidos: una vida mejor, más sana por un lado, y agruparse por el otro, al menos para estar comunicados y encontrar entre todos nuevas alternativas mejores que la actual. Un modo de hacerlo es quizás, formar una agrupación que puede denominarse " **LISTADO DE PERSONAS ORGÁNICAS**"*(List of Organics People), como una distinción a consumidores orgánicos y otras agrupaciones que ya están, comunicarse con todas las organizacioness para que las personas que realmente consumen,respiran,beben y viven del modo más puro posible, libre de químicos , a través de una página de Facebook, ú otra a comunicar,a los fines de realizar un listado, y a la vez realizar* *una estadística lo más fiable posible para confrontar los padecimientos con aquellos que viven de acuerdo al estandar social y observar las diferencias, un modo de vivir mejor y a la vez mostrar que es posible enfermarse menos y mejorar aquellos que están afectados de "problemas crónicos". Al menos desde aquí, inicamos una, si alguien considera algo mejor podemos hacerlo y agruparnos y comunicarnos con asiduidad, intercambiar opiniones, estados de salud, mejorías, mantenimiento, problemas, etc. y ver en conjunto cómo salir de el atolladero de los químicos. En la misma página colocaremos cómo alimentarnos sin químicos, comer mejor, y hacer subagrupaciones de personas con problemas de salud que puedan salir del sistema peverso en que se encuentran. Somos concientes de que el nombre de lista no es ideal y se presta a cuertas confuciones, no es una rotulación feliz, pero aceptable frente a todas las existentes.*

Podremos comunicar cómo iniciar el camino, y lo mismo colocaremos en la página. Sumar es el objetivo, y también DEMOSTRAR a los responsables que hay salida, hay caminos alternativos con algunos cambios, sin la necesidad de salir de la sociedad, pero a la vez creando nuevos sistemas de vida plena. La demostración a la que se refiere es, luego de un tiempo, comparar los integrantes de la Lista de Orgánicos con el resto y evaluar los resultados en la carga de problemas crónicos de salud, y un modo, a la vez , de comprender que manteniendo el organismo en condiciones, lo más probable es que también la carga de enfermedades agudas sea menor. No solamente la unión hace la fuerza, también la demostración.-

MEDIDAS PREVENTIVAS.

ALIMENTACIÓN DIARIA PARA ENFERMOS CRÓNICOS (Y SANOS). CONSEJOS

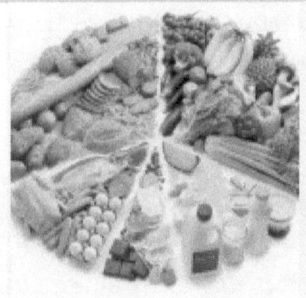

Estas líneas pretenden aconsejar a aquellos afectados de afecciones crónicas, qué tipo de alimentos son los más racionales para mejorar sus problemas en general, para su mejoría, y es <u>extensivo a todas las personas</u> que puedan reflexionar acerca de los inconvenientes y sustancias agregadas a los alimentos convencionales y muchas veces productores de enfermedades por su contenido, por su procesamiento, su factura de elaboración, traslado, empaque y otros procesos intervinientes.,

lo que podrá mantenerlos sanos a medida que transcurra su vida. Y como tales, consejos, para cada caso en particular, deberán ajustarse las proporciones de proteínas, hidratos de carbono y grasas, la cantidad de calorías de acuerdo a la edad, gasto diario y otros aspectos particulares, por lo que para ello un nutricionista podrá ajustar tales

– Hágase a la idea de que lo nuevo no es tan malo ni desagradable, y que, en el mejor de los casos, un cambio en la alimentación destinado a un mejoramiento de su salud, que notará en poco tiempo, lo estimulará a la continuidad del mismo y a cambiar también Ud, mismo.

-Busque ingerir la cantidad adecuada y equilibrada de los alimentos, y , en caso de sobrepeso, a una disminución de los hidratos de carbono y grasas acompañado de un aumento de la actividad física.

-En la diabetes la disminución de las proporciones de los hidratos de carbono, y en la hipertensión la sal, extensiva a todos, sólo el mínimo necesario .

-Que la cantidad de proteínas sea siempre la suficiente para el requerimiento de la renovación celular de su organismo y los intercambios permanentes que requiere. Las restricciones deben tener en cuenta este punto .

-En el entendimiento de que los alimentos ,procesados o no,contienen en su mayoría agregados nocivos para sus riñones, y en general, para todo su organismo,con el consecuente sufrimiento celular, tenga en cuenta lo que sigue a continuación.

-El consumo diario de alimentos serán aquellos denominados <u>orgánicos</u>, es decir, aquellos que el hombre cultiva en tierra no contaminada, y los que no utilizan químicos en su cultivo, elaboración, procesamiento y conservación, y en lo posible, los <u>no</u>

transgénicos cuando se trata de vegetales, dado que éstos aún no han sido bien estudiados los inconvenientes a futuro (busque más información si desea, o pregunte). Encontrará, a pesar de ello, que muchos productores de este tipo de alimentos no tienen la adecuada información acerca del envasado de los mismos, y muchos utilizan plásticos o cartones reciclados, lo que les adiciona lo que evitan contener. No es fácil alimentarse hoy con alimentos que carezcan totalmente de agregados tóxicos.

–<u>No son aconsejables las carnes, ni rojas ni blancas.</u> Las rojas por su industrialización intensiva , traen agregados de hormonas, antibióticos, y no se sabe aún los problemas de animales de pastoreo y rumiantes obligados a espacios cerrados y alimentados con cereales, las transformaciones proteicas y energéticas que podrían generar mayores problemas. La producción de aves intensiva, también contienen hormonas y otros agregados, con excesiva grasa entre

sus fibras musculares, nada fáciles de eliminar, y sí de causar mayores problemas que beneficios, a lo mismo que los huevos. De los peces, ya existen varios estudios de los contaminantes que poseen en sus carnes, desde metales pesados, mercurio,plomo , disruptores endócrinos por los plásticos, y otros estudios acerca de la feminización de peces por estas causas. Esto va tanto para los peces de mar , como los de ríos. Si consigue huevos de granja y pollos de campo, quizás puedan evitarse estos inconvenientes. Y hay preparados de vegetales parecidos a las carnes. Salvo tenga la posibilidad de encontrar animales criados a la vieja usanza, sin hormonas sinteticas ni antibióticos nefrotóxicos en su mayoría.Pero coma una vez por semana, será suficiente. Pescado sí es recomendable, a pesar de las aguas contaminadas, una vez por semana, por el alto contenido en aceites esenciales.

– No son recomendable los lácteos y derivados. En los tambos industrializados

se les agrega hormona de crecimiento (de problemas conocidos), y que les produce mastitis , lo que secundariamnte reciben y se les inyectan a las mamas antibióticos tóxicos para humanos, agregados al pus de las mismas, que la leche contiene. En el yougur y más en los quesos, estos tóxicos se encuentran más concentrados. Sumado a que los envases contienen ftalatos, bisfenol A, y/o polibromados y otros, que se agregan a los productos. En algunas dietéticas podrá quizás encontrar queso de cabra solo o con especies, que quizás puedan reemplazarlo, o tener la suerte de encontrar loss que algunos denominan "animales felices"", en este casso "vacas felices".

-Los vegetales y frutas , la base de la alimentación, serán como dijimos los orgánicos, los encontrará.

-Semillas, aceite de oliva, nueces, almendras, maníes, y otros, podrán , con adecuado balance diario, proporcionarle la cantidad de aceites esenciales ricos en

antioxidantes y vitaminas, necesarias para la renovación de las membranas celulares. Hay en los mercados orgánicos aceites de oliva y girasol realmente sanos, sin químicos.

-AGUA : es importante que posea un filtro de carbón activado con poros de 1 a 5 micras, para eliminar los agregados que pueda contener, si es potable, el cloro, o las minerales los carbonatos, fosfatos y otros, innecesarios que sobrecargan el trabajo celular, lo necesario ya está en la alimentación. Hay jugos de frutas orgánicos, un poco caros, pero frescos y con vitaminas y antioxidantes. Es aconsejable agregarle al agua de bebida diaria (de 1,5a 2 litros/dia) jugo de limón fresco, y hay quienes le agregan un poco de bicarbonato, pero tenga en cuenta el sodio si tiene problemas cardíacos.

Después de todo, dirá: o no como, y tiro todo y sigo como está y listo. Usted elige los pro y las contras de su propia decisión. Podrá decir también que es caro. La respuesta es que, en primer lugar , si prueba, en pocos días notará los cambios por un lado, y respecto del costo, tenga en cuenta que el gasto en alimentación de esta naturaleza siempre será menor a los gastos en reparar la salud, y si mejora ahorrará, no lo dude. Y si se cura gana. Tenga en cuenta que en nuestro país ya se exportan orgánicos a los países europeos, y con alta rentabilidad, y no compran por ser tontos o por esnobismo (indague) .-

-Si se decide, busque una verdulería y frutería de orgánicos , que en cada ciudad ya hay, una dietética y conseguirá todos los alimentos necesarios para mejorar su problema de salud desde hamburguesas de cereales, semillas, aceites, yerba orgánica,maíz, trigo, arroz, y todo lo que pueda necesitar, pero sólo lo necesario. El pan integral siempre será mejor como carbohidrato, pero tenga en cuenta del contenido alto de calcio,puede ser bueno o no, dependiendo de su problema.Que sean realmente orgánicos.

. *Si luego de treinta días de prueba no nota mejoría alguna, entre al blog y plantee la falsedad del escrito, puede hacerlo. Quien escribe está con esta dieta y ha mejorado sorprendentemente de su insuficiencia renal. Si no es así, queda abierta la posibilidad de que escriba para tener la posibilidad de una respuesta acorde.*

-Condimente más y casi no use sal, los alimentos ya contienen.

-<u>Evite el estrés</u>. Evite las discusiones estèriles, los enojos, la ira, en fin, los sentimientos negativos, lo que sumará para su dieta y su vida personal. Trate de lograr la paz interior buena para usted y los que lo rodean.

-Que le confeccionen un <u>plan de ejercicios</u> de acuerdo a sus posibilidades, regulares y caminatas diarias.Disponga de un tiempo para ello, y un poco de tiempo para reposo, que será bueno para usted y la mejoría de su problema.Puede hacerlo solo.

Recuerde que no se trata de una nueva dieta más, sino de un cambio en su ritmo de vida, y que sentirá los cambios, lo que estimulará la continuidad de su aparente esfuerzo. La dieta en sí puede que no sea suficiente si no le agrega lo anterior, mejorar su salud es cambiar Ud, mismo, mejorar las relaciones con los demás, y en las percepciones para enfrentar los problemas cotidianos de distinto modo, en agilizar su organismo, en aprender a respetarlo.

En resumen:

-ALIMENTACIÓN Y AGUA LO MÁS LIBRE POSIBLE DE CONTAMINANTES.

-UN PLAN DE EJERCICIOS Y CAMINATAS REGULARES Y CONTINUAS.

-MEJORAR LAS RELACIONES CON LOS DEMÁS, EVITE ESTRÉS, DESPEJE LOS MIEDOS. DUERMA BIEN

-SONRÍA MÁS, NO SE ENOJE INÚTILMENTE Y MENOS CUANDO LA SOLUCIÓN NO ESTÁ EN USTED.

-TRANSFORME LA ALIMENTACIÓN EN UNA NECESIDAD DIARIA Y PLACENTERA Y UTILIZE OTROS PLACERES PARA DISFRUTAR DE LA VIDA, MENOS RIESGOSOS Y SALUDABLES, QUE SEGURAMENTE CADA UNO SABE QUE SIN DUDA ALGUNA TIENE.

Otro modo de ver la alimentación desde una óptica ampliada:

LA MEJOR DIETA:

Siempre se busca, en razón de sobrepeso por lo general, la mejor dieta. Y cuál es ella?

−La mejor balanceada en cuanto calorías, hidratos de carbono, proteínas y grasas?
−La que contiene menos calorías por su peso?
−La que nos lleva al peso ideal en el menor tiempo?
Y puede continuar preguntándose, dado que en el mercado de la nutrición existen muchas, y una para cada cosa que se busque.
Pues bien, los nuevos conocimientos, sumados a los antiguos, sin menospreciar a los que abonan ingentes sumas para lograr un mejor aspecto social, nos dicen cuál es, de todas, la mejor dieta posible, pero siempre tenga en cuenta los puntos que siguen a continuación:
1.- Aquella que nos produce un real cambio en nuestro comportamiento frente a la ingesta, la que nos hace reconocer el aforismo hipocrático ""que el alimento sea tu medicina y tu medicina el alimento", lo que nos remonta a las èpocas previas a la llegada de Jesús. Nada milagroso, sino implica un cambio de actitud frente a la alimentación personal.

2.- La más "sana", es decir, con alimentos no procesados, sin aditivos , y cultivados a la vieja usanza, sin pesticidas. O lo mismo, aquellos alimentos que no contengan sustancias que el organismo no necesita, dado que significa darle una tarea al organismo mucho mayor que la que requiere la digestión , que no es simple. Un trabajo adicional puede resultar no solamente incómodo, sino a veces acumular esas sustancias en el medio y en la grasa corporal, lo que puede llegar a afectarlo. Y si ya tiene alguna afección, tener en cuenta estas pocas cosas pueden resultarle en una buena y franca mejoría (pruebe y observe los resultados)

3.-La que contenga más vegetales crudos o hervidos simplemente al vapor, en lo posible sin carnes rojas. Puede discutirlo, pero no lo comprenderá si no lo prueba.

4.-Balanceada en cuanto a proteínas y lípidos (éstos mejor de origen vegetal y especialmente oliva orgánico).

5.-Distribuya bien a lo largo del dia, acostumbre a su organismo a lo que le pide, la comida es necesaria y puede ser

placentera, pero moderada. Igualmente, sea moderado en la ingesta de alcohol, un poco de buen vino orgánico en las comidas es agradable y bueno para la digestión (un poco, sólo un poco). Si lo que busca es bajar de peso, consulte a un especialista para que regule su máxima ingesta diaria.
6.-Mastique bien, sin apuros, hágalo con tranquilidad.
7.-Trate de bajar sus tensiones, disfrute con actividades físicas fuera de su trabajo diario. Sonría más, haga tiempo para sus afectos, para sus relaciones cercanas. No cargue con la mochila de preocupaciones laborales fuera de él, no cargue las ajenas, sólo ayude a acomodarlas. Usted ya tiene suficiente con

tener a cargo su propio cuerpo. "Mens sana in corpore sano" no es una simple metáfora, y más aún, si es religioso, trate de que su cuerpo sea un santuario (en ambos casos es lo mismo).

8.-Evite las tensiones inútiles, despreocúpese de lo que no está en Ud. solucionar, no juzgue, no se enoje. Trate de ser feliz a pesar de que le muestren que este mundo no es agradable, hay buena gente, encuéntrela.
En definitiva, si a sus alimentos los elige bien, y le agrega estos condimentos, nada caros, pero de gran valor a la hora de la responsabilidad de manejar su propio cuerpo, verá que los resultados que busca los tendrá, no lo dude. Pruebe primero, discuta luego si no es lo que realmente busca.

-No olvide respirar el aire más puro posible.
-Evite los envases plásticos para guardar alimentos, los láminas plásticas o de aluminio. Existen de buen papel y hoy hay bolsas biodegradables y ecológicas.

-No utilice vasos, pocillos, ni vajilla de plástico, pueden desprender derivados

tóxicos. Siempre mejor vidrio, acero inoxidable, cerámica, enlozados.

-Para cocinar, en acero inoxidable, cerámica, enlozados. No aluminio ni teflón, que desprenden tóxicos.

PALABRAS FINALES :

Es probable que algunos se pregunten el porqué de este pequeño libro, y daremos las razones:

En primer lugar, quien escribe, como se ha dicho en los párrafos iniciales, ha sido uno de los tantos que la misma profesión a la que dedicó toda su vida, no la da respuesta lógica a las preguntas, y especialmente al padecer la insuficiencia renal crónica. Como profesional, dedicado a la atención de uno de los grupos desvalidos de la sociedad, como lo son los niños, siempre se ha interrogado acerca de la falta de avance de la medicina infantil. Y al padecer lo que sufre el otro segmento, que somos los de mayor edad, y sin respuestas adecuadas, decide reestudiar la profesión, para encontrarse que , de acuerdo a los adelantos en bioquímica, físca, fisiología, el estudio de los sistemas, de la terapia familiar y otras disciplinas, la medicina no ha avanzado, y no deseo interrogarme acerca de las razones, pero los ingentes gastos en salud, que van creciendo de manera logarítmica, hace pensar que se encuentra en la misma carrera a la par del mercado liberal. Y es cuando uno lee y relee para terminar por darse cuenta que tanto la medicina como la salud pública no tienen deseos de hacerlo. Las nuevas formas de comprender los problemas de salud del ser humano parecen no ser tan onerosas, y es posible al menos detener los procesos crónicos sino mejorarlos, y lo mejor de ello, es que la prevención tiene formas sencillas y claras para evitar los problemas crónicos, no todos, pero la menos aquellos que producen los químicos.

El enfoque sobre el mantenimiento de la salud personal es más importante que la mirada belicista de la medicina actual. Comprender que un medio interno en condiciones es más eficaz que cualquier método curativo. Como lo han dicho los iniciadores del estudio de los mecanismos de óxido-reducción del medio extracelular y las mitocondrias, la depuración de este medio es más curativo que los "anti" acostumbrados. Y es cuando uno abre la mente para entender que la profesión, si no se hace del modo adecuado para las personas, es, al menos así lo he entendido, una estafa. Estafa para quien recibe lo inadecuado y para quien, llevado por la cultura impuesta, se convence que no hay otra manera más útil, donde nos incluímos, pero al menos , aunque tarde, nos hemos dado cuenta del engaño impuesto a la cultura y a la ciencia.

Otra de las razones es dar a conocer la gravedad del problema y que las personas comprendan que existe y está entre nosotros, en lo que respiramos, en el alimento de cada día, en la piel con las cosas que estamos en contacto, la tierra que pisamos, y el mundo entero donde vivimos. Darse cuenta es el primer paso.

La otra razón es dar a conocer de qué modo, mientras los que contaminan comprendan que hay que parar, que hay que estudiar seriamente a los químicos previo a su utilización, podemos evitar enfermar, y a la vez si estamos enfermos, mejorar con o sin los fármacos. Decir que la prevención es posible, al menos en gran parte, es dar un buen paso adelante, y que mejorar de los problemas, quizás curar, también lo es, a nuestro entender es el mejor modo de iniciar la despareja lucha de quienes tienen los monopolios culturales del dinero, el poder y los medios de comunicación.

Y el modo de dar a conocer es que esta lucha es comparable a una guerra desigual y donde los que pagan los "efectos indeseables" es la gran mayoría de los seres humanos.

Por último, creo que comenzar con formar un " **listado de personas orgánicas",** *que personalmente abriremos* *en Facebook, a falta de un lugar de mayor accesibilidad, será la manera de que, a través de poco tiempo, aquellos interesados en mantener la salud, en mejorar o detener sus problemas crónicos, agrupados en un solo lugar, podamos demostrar estadísticamente que viviendo casi sin químicos, otro modo de vida es posible. Y lo mejor de ello, es que manteniendo nuestro medio en condiciones no es tan fácil que los llamados patógenos sean tan agresivos.*

..........................o...................

Datos del autor:

Néstor M. Aragón, médico retirado, pediatra-neonatólogo, sanitarista, Mat. J-40561/4, Consejo de Médicos de la Provincia de Córdoba, Argentina. Alippi 79, Huerta Grande, Córdoba, Argentina.-

Mail: dr.nestor.m.aragon@gmail.com

Página web: www.lanuevamedicina.com

Facebook: 1.- La Nueva Medicina.

  2.- " Listado de Consumidores Orgánicos"(en preparación), página .

Bibiliografia

1.- La Nueva Medicina: Bases Científicas, Ed.Tahiel, 2018, Néstor M.Aragón.

2.- La Resurrección del Control Prenatal: Discusión Critica de

Argumentos Científicos. Dr.Angel Fucaraccio, Doc.No.18. PISPAL, Santiago de Chile, Diciembre de 1977.-

3.-Informe Final Curso de Especialización en Violencia Familiar, Asociación Argentina de Prevención de la Violencia Familiar, , Dr.Néstor M.Aragón,Febrero de 2000.-

4.-Banco Mundial : "Alimentación Escolar: Una Herramienta Para la Inclusión Social"Linda Brokee Schultz y otros. Octubre 2015, CITA: "Los programas de inclusión social dirigidos a los niños en edad escolar son importantes para garantizar que todos ellos asistan a clases y estén preparados para aprender. Las iniciativas de alimentación escolar, en particular, son inherentemente favorables a los pobres: los niños pobres y hambrientos son los que más se benefician. Además, son una herramienta de utilidad comprobada para que los niños más pobres permanezcan en la escuela. Esta es la razón por la que los Gobiernos que implementan programas de este tipo sostenibles y ampliables generan beneficios para los niños, para los agricultores locales y para las economías de los países en general...."

5.- Curso de Especialización en Terapia Familiar Integracional, Dr.Marcos Bernstein, Bs.As, años 1989,1990, Primera Escuela de Terapia Familiar Integracional. Bs.As.Director: Dr.Marcos Bernstein.

6.- Rol Social de la Pediatría, Dr.Néstor M.Aragón, Arch.Arg.Ped. Vol.93/1995;285-286.

7.- Primera Estadística del Departamento de Medicina Legal, de la Unidad Regional IX de la Policía de la Provincia de Santa Fe, 1989-1990- Néstor M.aragón.

8-La Población Mundial del Futuro en 4 Gráficos, Tariq Kohkhar, 08/11/2015.-Banco Mundial, datos de libre acceso por web.

9- *Tasa de Fertilidad, Banco Mundial, libre acceso por web, de 1960 a 2016, datos publicados y examinados en junio de 2018.*

10.- *Teoría Metabólica de la Lepra, Prof.Meny Bergel, Estudio Sigma,Bs.As., 1ª. Ed.2003*

11.-*Marshall Plitt y otros (New South Wales University de Sydney): Disertación sobre estrés oxidativo en tuberculosis pulmonar, Congreso Bs.As. sobre Tuberculosis Pulmonar, agosto de 1999.*

12.-*Investigación Parkinson: percloroetileno y tricloroetileno ivolucrados en Parkinson : Investigación multinacional financiada por el Servicio de Salud EEUU (annals of Neurology, nov2011.Inv. Dirección Samuel Goldmann, mancozeb, maneb, organoclorados y organofosforados*

12.- *Efectos renales adversos de los Antiinflamatorios no Esteroidess (AINES); Gambaro G.and others; Departament of Surgical Sciences, Division of Nefrology,Univiersity Hospital,Padua, Italy.J.Intern Med.2003,Jun 253 (6); 643-52-/ --*

Efe-Salud: Antiinflamatorios: Veneno para algunos riñones: descubre por qué: Pilar Gonzáles Moreno, 15 de febero de 2017; expresiones del Dr. Fernando Simal, vocal de Nefrología Clínica de la Sociedad Española de Nefrología.-/- Ins.renal: Revista Médica Los Condes, Chiile, Vol21,Issue 4,Julio 2010,502-507,Juan Carlos Floress: Insuficiencia Renal Crónica: Epidemiología y Factores de Riesgo.

13.-Rabdomiolisis y Falllo Renal por Estatinas: también con Fluvastatina. F.L.Lado Lado y otros, Departamento de Medicina, Hospital Clinico Universitario de Santiago de Compostela; An.Med.Interna, Vol.21-No.5,pp.235-237,2004.-

14.- Las Patologías Cardíacas no las provoca el colesterol, sino la inflamación arterial: Dr. Dwigth Lundell, Discovery Salud, entrevista publicada en el núm.150, año 2012.

15.-The Cause of the Chine Sopha/ Chair dermatitis epidemic is likely to be contact allergy to dimethilfumarate, a novel potent contact sensitizer; Tapio Rantanen, British

J.Dermatology,2008,Jul.
159(1),pub.01/07/2008..

16.-El Papel de la Medicina, Tyhomas Mc Keown,1982,Siglo XXI Editores (ed.en español)

17.- Estimulación Magnética en Fractura de Colles, Pérez M., Semergen 2011;37.2; 69-73.-

18.-La Epidemia Química; Carlos de Prada,Ediciones I, 2012,de la Ed.Integralia la casa Natural,SL 2012.-

19.- Un estudio exhaustivo muestra una disminución significativa en el recuento de espermatozoides de los hombres occidentales, lo que indica un deterioro de la salud masculina y disminución de la fertilidad, Metaanálisis de 7.500 estudios de América del Norte,Europa y Australia. Estudio dirigido por Hagai Levine, Director de Salud Ambiental de la Universidad Hebrea Hadasha Braun School of Public Health and Comunnity Medicine on Mount Sinaí; Metarregresión de 185 estudios entre 1973 y 2011,encontrando un 52,4 % en la disminución de la concentración de espermatozoides y un

59,3 % en el total de espermatozoides en los hombres de América del Norte, Europa , Australia y Nueva Zelanda, que no fueron seleccionados en función de su fertilidad. .- Publicado en Human Reproduction Update,el 05/07/2017.-

20.-El Veneno Nuestro de Cada Dia, Marie-Monique Robin, Ed. de La Campana,2012. Y Ref.16.-

21.- Convenio de Estocolmo sobre Contaminantes Orgánicos Persistentes (COP), 22/05/2001, ampliado en 2009,, firmado por 151 países, a excepción de Estados Unidos.

22.- INTA (instituto Nacional de Tecnología Agropecuaria, Argentina), 8 de abril de 2014 : Aplicación Eficiente de Fitosanitarios, Plaguicidas Químicos, composición y formulaciones,etiquetado, clasificación toxicológica, residuos y métodos de aplicación. Cap. II de Aplicación Eficiente de Fitosanitarios.- Ing.Agrónomo Ramiro CID, Instituto de Investigación Ingeniería Rural.

23.- State of de Science of the endocrin disrupting chemicals,2012, Public. OMS.: www.who.int/ceh/publicatio9ns/endocrine/en/index.html y Valoración de la Exposición a Plaguicidas en Trabajadores Agrícolas de la Argentina y su Potencial Impacto en la Salud, Dra. Mariana Butinoff y otros, Instituto de Investigaciones en Ciencias de la Salud,Universidad Nacional de Córdoba,2015.

24.-Análisis Digital, diario de Paraná ,Entre Ríos, del 10 de noviembre de 2015, "El daño está probado", afirma el Dr. Damián Verzeñassi, en alusión a los agrotóxicos. Informe Oficial

25..-Evaluacion de la salud colectiva socioambiental de Monte Maíz, Dr,Medardo Ävila y otros, marzo de 2015.
26.-Un nuevo estudio para los agrotóxicos, diario Página 12 del 15/11/2010, s/ Resol.147/10 de la Defensoría del Pueblo s/ recomendaciones al Ministerio de

Agricultura de la Nación, con bibliografía de apoyo.

27.-Polémica en Medicina por el cierre con candados de oficina: Diario La Capital,Rosario,
08/11/2016;argumentaciones que señalan la persecución ideológica y anticientífica de quienes señalan los problemas de salud que llevan a la población.-

28.- Red Universitaria de Ambiente y Salud, www.reduas.com.ar , con bibliografía y documentaciones.

29.- Reacciones entre sorbatos y nitritos en sistemas cárnicos. Binstock, Guillermo Francisco ,1998, Tesis presentada para el grado de Magister de la Universidad de Buenos Aires en el Area de Bromatología y Tecnología de la Indsutrialización de Alimentos, de la Universidad de Buenos Aires.
30.-Algunos peligros químicos y nutricionales del consumo de los alimentos en los espacios públicos, John

Jairo Bejarano Rocancio,Lina María Suárez Latorre,Revisión de Tema, Revista de la Universidad Industrial de Santander Salud, Vol.47, No.3, Septiembre-Diciembre 2015.,349-360.-

31.-Human relevant levels of added sugar increase female mortality and lower male fitnesss in mices, Jamess S.Ruf,Wayne K.Potts, and others, Nature Comunications 4, Article Number 2245, 2013,Published 13 August 2013.-

32.- El Glutamato : de nutriente cerebal a neutóxico, Carlos <beas Zárate, Dr. En Ciencias de la Salud de Guadalajara,investigador Centro de Investigación Biomédica de Occidente del Instituto Mexicano de Seguro Social y Departamento de Biología Celular y Molecular en centro Universitario de Ciencias Biológicas y Agropecuarias de la Universidad de Guadalajara, Revista Ciencia,amc.edu.mx, 56,3,Julio-Septiembre 2005, pag.25-30.

33.- *Aspartame: por mucho la sustancia más peligrosa que pueden contener sus alimentos; public. Dr.Mércola,25/03/2015, https://articulos.mercola.com/sitios/articulos/archivo/2015/03/24/el-aspartame-es-la-sustancia-mas-peligrosa-en-los-alimentos.aspx*

34.-*Toxicología Avanzada, by Ana Camean, Ediciones Díaz de Santos, p.262-3*

35.- *TBHQ en alimentos con grasa, Diana Patricia Mejía Beníetez y otros, Revista de Divulgación Científica de la Universidad Veracruzana, Septiembre-Diciembre 2014.Vol. XXVII,No.3*

36.- *Alimentos transgénicos: problemas conocidos. Dr.Germán Martina, www.mantra.com.ar,año 2017.-*

37.- *20 años de fracaso: por qué no han cumplido su promesa los transgénicos. Greenpace España, y ver referencias bibiliográficas. https://archivo-*

es.greenpeace.org/espana/Global/espana/2016/report/transgenico/20-years_spain_web.pdf

38.- Disrrupción Hormonal: Exposición Humana. Toxicología Alimentaria. María Fátima Olea Serrano, Nicolás Olea Serrano, Ediciones Días de Santos ,2012. P.563.

39.- Orb Media,Microplásticos en el agua embotellada en todo el mundo, 14/03/2018, Lara Klain, Washington. Publicación agencia EFE, Cono Sur.

40.- Historia de la Medicalización,Michael Foucault, Segunda Coinferencia dictada en el Curso de Medicina Social, Octubre de 1974, Instituto de Medicina Social,Centro Biomédico, Universidad Estatal de Río de Janeiro.

41.- 22 medicamentos que son peligrosos y no sabíamos, Morgan & Morgan,Abogados.com

//www.abogados.com/blog/medicamentos-peligrosos/

42.- Ins.renal: Revista Médica Los Condes, Chiile, Vol21,Issue 4,Julio 2010,502-507,Juan Carlos Floress: Insuficiencia Renal Crónica: Epidemiología y Factores de Riesgo.

43.- a) Listado de Disruptores endócrinos, Instituto Marqués, Clínica de Reproducción Asistida de Barcelona. **www.institutomarquez.com b) Curso de Introducción a los Disruptores Endócrinos, ISTAS CC.OO. (Instituto Sindical de Trabajo, Ambiente y Salud, Comisiones Obreras de España)** *www.istas.net/web*

43-b.- Disruptores endócrinos: un posible riesgo tóxico en productos de consumo habitual. Eva María Moreno Vázquez y Azucena Núñez Alavarez, Ciencias Ambientales, Universidad de Huelva,24/05/2012, Unirevista.es 1.-

44.-Silent Spring, Rachel Carlson, Ed. Crítica,Barcelona, Fundación Jorge Juan, Ed.mayo 2010-

45.-Diario La Nación, del 8 de junio de 2018,"Córdoba: confirman que la muerte de 70 millones de abejas fué por un pesticida".
46.-Quedó firme el fallo de Ituzaingó: " Fumigar es delito y los agrotóxicos son peligrosos",fallo del 22/08/2012, de la Cámara I del Crimen, Córdoba; diario La Nueva Mañana, Córdoba, del 13/09/2017.-

47.-Vecinos de Pozo Borrado sufrieron parálisis temporales, Diario El Litoral, Santa Fe,19/04/2014.

48.- Exposición Dr.Adrián Marino de resultados de estudios de contamianción rios Paraná y Paraguay,Jornada de Salud Popular de abril 2017, noticias de diario Norte del 2 de agosto de 2018: "El Paraná está en problemas ".- y "Estudio del CONICET revela que el Paraná está contaminado con agroquímicos! , diario La Voz de Paraguay Misiones, del 18/02/2018..-(Ocurrence and fate of pesticides in the Argentina strecht of de Paraguay-Paraná basin; M.A Etchegoyen,D.J,Marino and others, Environ Monit Assess; (2017); 18}-9-63. Página web: www.contrapoder.org

49.- "Confirmado: los peces mueren por los agrotóxicos y no por la temperatura del agua", Contrapoder, del 19/02/2018, por Gabriel Link, comentarios y estudio del Dr. Damián Marino.

50.- Eco Post,Periodismo, Ecología y Sostenibilidad. www.ecopost.info

51.- Estatistas, el portal de estadísticas . https://es.statista.com/estadisticas/544156/gasto-per-capita-en-alimentos-organicos-en-el-mundo/

52.- p) Diario La Nación, Buenos Aires, del 28/10/2017 : La Argentina, segunda en el mundo en producción orgánica certificada, Agencia Télam.

53-Europa prohibe el uso del glifosato y peligran exportaciones argentinas por 84.000 millones de pesos. Mariana Escalada y Agustín Ronconi, Diario Digital Conclusión, de Rosario,del 14/11/2017.

54.-Histórica prohibición del glifosato en Gualeguaychú, Diario Análisis Digital.com.ar, 02/08/2018

55.- Diario El Espectador, 18/07/2018, por Martín de Ambrosio. El SENASA, mediante Resol.No.149/2018, prohibe el uso del diclorvós y triclorfós en el agro.

56.- Un freno a los agroquímicos, por primera vez un fallo de Cámara prohibe el uso del glifosato, Diario Página 12,15/03/2010, por Darío Aranda.

57.-María Juana: alerta por gran cantidad de casos de cáncer, Diario San

Francisco, 08/05/2016, parte Salud, por publiación estudio universitario cuyos datos duplican la tasa nacional de cáncer en el área.

58.-Agroquímicos: Evidencias científicas de sus efectos nocivos en la salud, Argentina Investiga, blog de divulgación científica de la Universidad Nacional del Nordeste (U.N.N.E.), 22/10/2014, Juan Monzón Gramajo.

59.- El Defensor del Pueblo de la Nación, Recomienda a la Secretaría de Agricultura y Pesca, reclasificar a los agrotóxicos; noticias del 18/11/2010, del CE-PRO-NAT (Centro de Protección a la Naturaleza).

60.- Revista El Federal, Edición No.832 año 2015, por Patricio Eleisegui./ Y Veneno en la heladera: el 60 % de las frutas y verduras del Mercado Central tienen restos de agroquímicos, Infobae, 03/05/2017. Por solicitud Judicial, de

ONG. Estadísticas oficiales del SENASA períodos 2011-2013.-2014-2016

61.- Plaguicidas: elementos no declarados, Alonso,Lucas y otros, Investigación CONICET, presentada XXIII Jornadas de Jóvenes Investigadores del Grupo Montevideo,U.N.L.P., 2015

62.- Alertan por agroquímicos en frutas y verduras en Rosario; Cadena 3 de Rosario, 25/07/2017, informe Verónica Maslup.

63.- Mercado de Abasto en Córdoba: encuentran peligrosos pesticidas en frutas y verduras. Imputaron al titular del SENASA por no realizar controles. Diario La Voz.com.ar del 16/04/2009.

64.- a) Listado de Disruptores endócrinos, Instituto Marqués, Clínica de Reproducción Asistida de Barcelona. www.institutomarquez.com b) Curso de Introducción a los Disruptores Endócrinos, ISTAS CC.OO. (Instituto

Sindical de Trabajo, Ambiente y Salud, Comisiones Obreras de España) www.istas.net/web
b). Disruptores endócrinos: un posible riesgo tóxico en productos de consumo habitual. Eva María Moreno Vázquez y Azucena Núñez Alvarez, Ciencias Ambientales, Universidad de Huelva,24/05/2012, Unirevista.es 1.-c).- La Epidemia Química, Carlos de Prada, Ediciones i,Integralia,la Casa Natural,2012.-

65.- -Premios Nobel, a favor de los transgénicos,Diario El Día, de La Plata, Buenos Aires, del 05/07/2016.

66.- Tejido Adiposo: Indicador de la Contaminación por Plaguicidas Organoclorados, Stephan Waliszewski, y otros, Instituto de Medicina Forense,Universidad Veracruzana,Facultad de Salud Pública y Nutrición, Universidad Autónoma de Nuevo León, México.

file:///C:/Users/Pc/Downloads/215-392-1-SM.pdf

67.-La exposición a disrruptores endócrinos durante el desarrollo cerebral conduce a la disminución de la capsacidadd intelecvtual en su conjunto; Informe de "Chemicals compromising our childrens",publicado por Chemtrust y Health y Environment Alliance, Junio de 2007, publicado el 17/ 06/ 2016, en portaloaca.com.

68.- Savica R. And others: Time Trends in the Incidence of Parkinson Disease; JAMA Neurol.216, Aug.01;73 (8)981-9.

69.-Ins.renal: Revista Médica Los Condes, Chiile, Vol21,Issue 4,Julio 2010,502-507,Juan Carlos Flores: Insuficiencia Renal Crónica: Epidemiología y Factores de Riesgo.

70.- Epidemiología de la Enfermedad Celíaca, Carlos Catassi y otros, Intramed, 29/09/2014.-

71.- Epidemiología de las epilepsias,Carlos Acevedo,material didáctico, neurología pediátrica, Chile, Director del Centro Colaborador Epilepsia en Chile OPS_OMS.-

72-Aumenta el número de Enfermedades Autoinmunes en Latinoamérica, MSP, entrevista al Dr.Luis Javier Jara Quesada, Pte. Congreso Latinomamericano de Autoinmunidad,26 al 29 / Nov.2017, PSp, Editorial mundo.

73- Stephanie Seneff.Investigadora. investigadora senior del Laboratorio de Informática e Inteligencia Artificial del MIT (Masachusetts Institute of Tecnology , portal web https://www.csail.mit.edu/person/stephanie-seneff

74.- a) La Matriz Extracelular: Morfología, Función Y Tensegridad,Parte I y II, Tomás Alvaro Naranjo y otros Rev.Esp.Patol.;vol 42,,No.4,249-261 y Rev.Esp.2010,43,24- y. b) Teoría del Estrés en el Medio Extracelular, N.M.Aragón, Nueva Medicina : Las Bases Científicas, p.81-111,Tahiel Edit.2018.

75.- Informe Mundial sobre la Diabetes, Pubicación O.M.S., abril de 2016.-

76.- Cáncer,Informe O.M.S. public. 01/02/2018, y referencias.

77.- Prevalencia de Enfermedad Celíaca: Estudio Multicénctrico en Población Pediátrica de Cinco Distritos Urbanos de la Argentina, Dra. Mabel Moras y otros, Arch.Arg.Ped. 2012;110;(6), 490-4
78.- Epidemiología de la Enfermedad Celíaca, Carlos Catassi y otros, Intramed, 29/09/2014.-

79.- Epidemiología de las epilepsias,Carlos Acevedo,material didáctico, neurología pediátrica, Chile, Director del Centro Colaborador Epilepsia en Chile OPS_OMS.-

80- Datos del National Institute of Neurological Disorders and Strokes, sept.2017.-

81.-Autismo: Oms sept.2016. y Manuel Casanova, neurológo profesor de neuropediatría del Biomedical Sciences at University of South Carolina. 08/05/2013, blog personal.

82.- Cuánto cuesta el Autismo a una Sociedad, El Mundo.esSalud.América Valenzuela, 03/04/2007, con referencias a estudio e Michel L. Granz, Escuela de Salud Pública de Harvard.

83.- Tasas de fertilidad total (nacimientos por cada mujer), desde 1960 a 2016, Banco Mundial.
https://datos.bancomundial.org/indicador/SP.D YN.TFRT.IN

84.- Criptorquidia: Estudio epidemiológico y clínico de la criptorquidia, Dr.Miguel Angel Degado Nicolás, opción a doctorado Dep. De Pediatría,Fac. De Medicina, Universidad Complutense de Madrid, sept-/1996.-

85.- Crptorquidia ,María Espinoza Fernández,Serv.Pediatria Hspital Materno-

Infantil de Málaga. Ann.Ped.Continn.2009:7, 333-8: Vol.7 No.6

86.- Anomalías Congénitas y Abortos Espontáneos Asociados a Exposición Ambiental a Glifosato en un Pueblo Agrícola Argentino,
Avila-Vazquez y otros, Cátedra de Clínica Pediátrica, Universidad Naciona de Córdoba, presentado al 38°.Congreso Argentino de Pediatría, 26 al 29 de septiembre de 2017.-

87.- Impacto Económico de la Prematurez y las Malformaciones Congénitas sobre el Costo de la Atención Prenatal, Hugo Salinas y otros, Departamento de Ginecología y Obstetricia Hospital Clínico de la Universidad de Chile,Rev.Chil.Obstetr.Ginecol. (2006) 71(4),234-238.

88.- a)Acta Sanitaria 31/05/2013, Sociedad Española de Neurología,: Aumenta considerablemente la Incidencia de EM en mujeres jóvenes, Observatorio de la Fundación de Esclerosis Múltiple. B) ¿ Está Aumentando la Incidencia de la Esclerosis Múltiple?, Dra. Mar

Mendibe, Serv.Neurología Hospital de Cruces,Rev, Salud, pág.5 año 2017.-

89.- Cuánto cuesta tener Esclerosis Múltiple, Esclerosis Múltiple España. Tomado de " New insight into the burden and cost of Multiple Sclerosis in Europe" ,de la Plataforma Europea de Esclerosis Múltiple, 05/03/2018. http://://www.esclerosihttpssmultiple.com/cuanto-cuesta-tener-esclerosis-multiple/

90-Lupus Eritematoso Sistémico. Epidemiología y Presentación Clínica en el Noroeste de España; Tesis Doctoral, María Dolores Alonso Mesonero, año 2017, Fac.Medic,Universidad de Cantabria.-b) Las Enfermedades Autoinmunes y el Laboratorio, José Luis Crespo y otros, Editorial E-Learning,2010, Tema 1,p.5.- c)- Nuevo Diario, entrevista a vicepta.Asoc.Nicaraguense Pro-Lupus Eritematoso, 10/05/2017, Ninoska Olivares.

91.- Costo directo de la Artritis Reumatoidea Temprana en el primer año de atención : simulación de 3 situaciones clínicas en un hospital universitario de tercer nivel en

Colombia, Gerardo Quintana y otros, Biomédica, Revista del Instituto Nacional de Salud, Vol 29,No.1,2009.

92.-Alzheimer: Juan Cruz Velarde.Instituto de Neurobiología Clínica,Madrid.

93.- Hipotiroidismo: implicaciones clínicas y económicas en un área de salud, D.De Luis Román y otros, Instituto de Endocrinología y Nutrición, Facultad de Medicina de Valladolid, An.Med.Interna, Madrid, Vol 20,No3, marzo 2003.

=

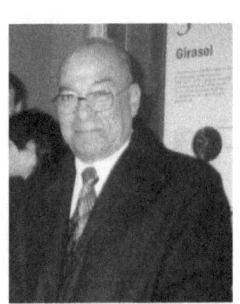

Luego de su primer libro, " La Nueva Medicina: Bases Científicas", el autor lanza a continuación , éste, denominado " La Guerra Silenciosa: La Epidemia del Siglo XXI" a fin de explicitar lo que sucede en el mundo de hoy, donde los negocios y las finanzas priman por sobre las poblaciones, donde los químicos provocan estragos en todo el

planeta, y expone lo que supone resultados asimilables a una guerra, por la cantidad de muertes, enfermos, discapacitados y el sufrimiento que acompaña a las familias a las que les toca. Disrruptores endócrinos, mutagénicos, cancerígenos, productores de malformaciones, alteraciones neurológicas serias, como el autismo, epilepsia, Parkinson ,Alzheimer,criptorquidia, se suman al crecimiento logarítmico de las enfermedades crónicas, diabetes, cáncer, cardiovasculares, respiratorias, sumando el hipotriroidismo y lo más serio, la disminución de la fertilidad de la especie humana a la mitad en pocas décadas. No es la creación de enfermedades, sino la multiplicación de las existentes, como respuesta a los procesos de toxicidad crónica que provocan los químicos al ingresar al organismo. Lo mismo que se ve en, peces, batracios,saurios, abejas, mariposas y demás seres vivos,además de los vegetales e insectos a los que se destinan, como también muchos otros químicos de la industria, de la cual no escapan nuestros alimentos.

Las multinacionales productoras vuelcan el peso de los problemas secundarios del progreso en los ciudadanos del mundo, y sin que organización política, responsables de salud, medio ambiente, y otros, se ocupen de poner freno a este problema que se agrava con el tiempo.

Resistencias en gobiernos, países, políticos, son frenados siempre con presiones o cooptación y las maniobras a través de los medios comunicacionales donde invierten grandes sumas, mucho menores a los daños que provocan.

También finaliza con una esperanza de vivir más sano, de escapar de un diálogo de sordos sin destino, cambiando, como lo vienen haciendo desde hace tiempo muchos otros, con nuevos estilos de vida, una sana alimentación y otros cambios.

[Escriba texto]

> *Un escrito que vale la pena leer, al menos para informarse. N.M.A- Agosto 2018.*

www.ingramcontent.com/pod-product-compliance
Lightning Source LLC
Chambersburg PA
CBHW031603210526
45464CB00004B/1415